朝起きて
すぐに
動きたく
なる体

BODY PREPARATION開発者
コンディショニングトレーナー

庄島義博

サンマーク出版

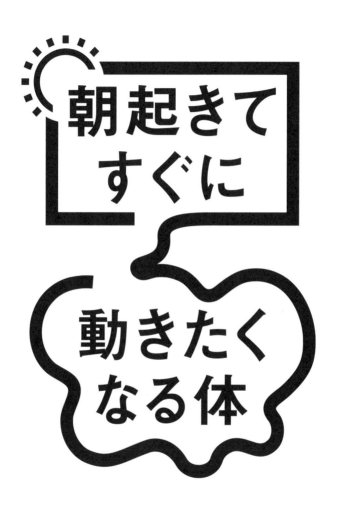

はじめに

ボーカリストの調子は、起床直後の第一声でわかる。

「アァァ……」

試しにひと声を出しただけで、その日は調子がいいか、そうでないか。長年のカンで手に取るようにわかってしまう。シビアな世界だ。

そんなふうに、10年以上前の僕は自分の体調に対して〝受け身〟だった。

調子がいい日は、ラッキー。そうでない場合は「仕方がない」と素直に受け入れる。

まるでギャンブル。

だけど、運を天に任せるような態度で、長く走り続けられるわけがない。

「自分の体の調子は、自分で決められる」

そう思えるようになったのは、僕自身が体調をいったん大きく崩した〝おかげ〟。

一度、歌えなくなってしまったからだ。

2017年12月3日、8度目の全国ツアーが終盤に差し掛かった頃だった。パシフィコ横浜国立大ホールでの公演終了後に、医師の診察を受けたところ「歌唱時機能性発声障害」と診断された。

機能性発声障害とは、喉にも声帯にも異常がないのに、思うような発声ができなくなる病気だ。出せていたはずの歌声が出なくなったり、声がひっくり返るような症状が出ることもある。

それを受けて、12月6日から当面の間、活動を急きょ休止することにした。

福井、三重、広島、鳥取。ツアーの残りの4会場での公演は中止。

大阪城ホールでの年末のカウントダウンライブも中止。

もちろんメンバーやスタッフと話し合い、ファンのみなさんにも謝罪をしたうえでのことだったが、絶望して引き裂かれそうな気持ちだった。

「歌えなくなる予兆」は、たしかに3年ほど前から続いていた。

高音が出ず「風邪でもひいたのか」と思っていた。

「すぐ治るだろう」「次は大丈夫だろう」

そんな楽観的な予想に反して、声の状態は徐々に悪くなっていった。たとえば、曲のいちばん低い部分でも、声が裏返ったり。ラジオ収録や取材など、通常の会話に支障が出たりすることもあった。


悩まされたのは、その原因がまったくわからなかったこと。

耳鼻咽喉科はもちろん、「声の治療」を掲げる医療機関、「声」の名医、整体や鍼灸。考えられるところはすべて頼った。周りの人たちもいろんな情報をくれた。

でも行く先々で、僕は口をそろえてこう言われた。

「原因不明。申し訳ないが、治療法もない」

「喉のジストニア」（けいれん性発声障害）を疑ったこともある。ほかのボーカリストがなったと聞いたことがあるからだ。でも結局、「どうすれば治るか」という答えにはたどり着けなかった。

突然現れた「体の翻訳者」

僕の体の声を翻訳してくれる人が現れたのは、そんなときだ。

2015年。活動休止の2年ほど前に、この本の著者である庄島義博さんと、スタッフからの紹介で知り合えた。

出会ってすぐの頃。僕の発声障害は、「呼吸の乱れ」と「間違った発声の仕方」という2つが重なり合って起こったのだろうと、庄島さんは指摘をしてくれた。

庄島さんは、いわば体の声の〝翻訳者〟だ。

彼は、何を聞いても、即座に答えを見つけ出して返してくれる、「体マスター」ともいうべき存在だった。

「まるで僕の体が透けて見えているんじゃないか」

そう思いたくなるくらい、僕以上に、僕の体について詳しかった。

たとえば「遠くに声を届かせたい」と相談すると、「指先にこういう筋肉があって……」と力を入れるべきところを細かく教えてくれる。

言われたとおりの姿勢で声を出すと、望みどおりの歌い方ができる。

とはいえ、僕が最初から庄島さんのファンだったわけじゃない。むしろ、逆(笑)。

本音を告白すると「紹介されたし、事務所にまで来てくれるから仕方なく会う」というノリだった。

最初、彼から「ボディプリパレーション」の理論を聞いたときも、半信半疑。というか、まったく信じていなかった。

「そんなことで僕の声が治るんなら、苦労してないよ」

そう感じたのも事実だ。

でも、いざ実践してみてびっくり。感覚器を刺激することで、全身の機能が一瞬で活性化することに驚いた。

たとえば「股関節が硬くて、スクワットがしづらい」と彼にもらすと、「舌を少しひっこめてやってみてください」と助言してくれる。

疑問に思いつつ、言われたとおりにやってみると、股関節が一瞬でスムーズに屈曲。いともなめらかにスクワットができたのだ。

ほかにも黒目を動かすことで体の各部の可動域が大幅に広がったり。

体のパーツへの意識を変えるだけで、なぜか呼吸と発声がしやすくなったり。

そんなふうに対症療法を行っていた。


だが、今だからこそわかることがある。

当時は僕自身、〝体の声〟に無頓着だった。

なんとかあがきながらツアーの舞台に立ち続けていたものの、２０１７年12月6日、とうとう活動休止を決めた。

活動休止。できることは、ほぼない

「少し休めば快復するだろう」という読みは大きく外れた。

「打ち手が尽きた」としか思えず、身の振り方から考え直したこともある。

「解散」は考えなかったけれども、「脱退」「永遠に休止」という選択肢は、頭を何度もよぎった。

実際、同じような症状で辞めていった先輩たちを、数多く見てきたからだ。

地元・大阪に帰って違う仕事を探そうともした。

でも、気づいてしまった。

「社会経験がない今の自分にできることなんて、ほとんどない」

つぶしがきかない自分を痛感してからは「這い上がるしかない」。そう強く思えた。

そして活動休止から半年後。僕と同じ機能性発声障害を乗り越えたボイストレーナーさんとの出会いもあり、「どういうことをすれば治っていくか」を、研究し始めた。

そこからの回復っぷりはすごかった。

それはひとえに庄島さんの力のおかげだ。

彼のおかげで僕は、それまでの自分が、体をいかに雑に扱い、無頓着だったかを思い知らされた。たとえば呼吸の仕方ひとつとってもそう。

「今吸った息は、横隔膜の前か後ろか、どちらに入った？」

彼はこんなふうに、僕が感覚をどう使えばいいのか、導いてくれるのだ。その分析の解像度の高さにシビれた。


「いい状態はミリ単位でつくられる」


そう教えてくれたのも、庄島さんだ。

僕の体のトリセツ（取扱説明書）は、もはや〝ミリ単位〟のミクロな話になってくる。

「それって誤差の範囲でしょ？」

そう思うこともあった。でも、意識して数ミリ上げるのと、意識せず（誤差の範囲で）

数ミリ上がってしまうのとでは、結果がまったく違うし、再現性も異なってくる。

この「ミリ単位で声が変わる、楽器としての体が激変する」という原則を、僕は庄島さんに叩き込んでもらった。

そもそもボーカリストは、感覚に頼りがちだ。

「わざわざ言語化なんてしない。でも、なぜか人並み外れてうまく歌えている」

そんな人が多い。だから、一度でも崩れると「どのように戻せばよいのか」見当がつかない。

僕が望んだ瞬間に、即再現できなきゃ意味がない。

庄島さんは、そんなふうに「ロジカルに体と向き合うこと」を教えてくれた。

「自分の体の〝理想〟を知ること」「その瞬間の体のリアルを感じること」

僕は潜伏しながら、庄島さんと一緒に、それらを着実に体得していった。

2018年。水面下で、庄島さんも参加する「チーム山村」は懸命なリハビリを続けていた。メンバーの力を全面的に借りて、春から定期的にスタジオに入って、声の状態を確認し続けていた。

秋頃から復帰のための本格的な準備に入り、年末にゴーサインが出た。つまり「バンド結成日の1月13日に地元・大阪でストリートライブをやりたい」という悲願の実現に、近づけたのだ。

再び歌える体になった日

2019年。1月13日、僕たちflumpoolの結成日に、地元・大阪市の天王寺公園でサプライズライブを行い、活動再開を発表することができた。

「声が出るって、奇跡じゃないか」

歌っている瞬間、そう思えた。

夢のようだった。

正直、自分でもライブをできるとは思っていなかった。

「できたとしても、ギリギリの声で無理矢理歌うぐらいが関の山じゃないか」

自分を低く、低く、見積もってしまう瞬間もあった。

だからステージを終えたあとは清々しかった。

そして、ライブ後、屋外ステージの袖で、声を押し殺しながら男泣きしてくれていた庄島さんのあたたかさを、僕は一生忘れないと思う。僕は、再起できた。


声を失った時期は、本当につらかった。

「自分はゼロになってしまった」「マイナスからスタートしなければいけない」とネガティブにしか捉えられなかった。

でも庄島さんと出会って、「ありのままの自分」を素直に受け入れることができた。

そして、1点ずつでもいいから「積み上げていく」という生き方に、喜びを感じられるようになった。


機能性発声障害に悩む人が近年「明らかに増えている」と聞く。

けいれん性発声障害など、さまざまな症状があるらしい。でも、治る方法はある。同じ症状で悩んでいる人がいるとしたら、「それは治る」と何度でも言いたい。

そして、**あらゆる症状や問題は、日々の姿勢が原因のことが多い**。そんな気もする。

僕は今、ライブ中にも「黒目」の動きを意識している（何をしているかは内緒だ）。本書で登場する「目」の話は、誰もがぜひ取り入れてほしい。

スマホやパソコンを使うときにも腕が内旋しないようにしている。これも本書には書いてある。

前にも触れたとおり、手の親指側を使うと発声がまったく変わってしまうので、できるだけ使わないように意識しているのだ。

スタンディングデスクを使ったり、手の小指側もしっかり使うようなマウスやキーボード（斜めになってくれる）などで環境づくりを楽しんでいる。

僕は体を操るあらゆるヒントを庄島さんに教えてもらった。

あなたも「自分の体の調子は、自分で決められる」はずだ。
痛みや疲れなどとは無縁の、思いどおりの人生を生きてほしい。

２０２４年５月吉日　山村隆太

山村隆太 (flumpool・ボーカル)

1985年生、大阪府出身。2007年1月、4人組バンド「flumpool」結成。09年、NHK紅白歌合戦初出場(11年まで3年連続)。17年12月3日、8度目の全国ツアーの横浜公演終了後、「歌唱時機能性発声障害」と判明。治療に専念するため、12月6日より活動休止。19年1月13日、大阪・天王寺公園にてゲリラライブを実施、活動再開を発表。23年10月、デビュー15周年を記念して日本武道館公演を開催。24年3月からは15周年を迎えて初となる全国ツアーを開催。同年6月、松下奈緒主演の映画『風の奏《かなで》の君へ』で映画初出演。

目次

第2章

24時間、疲れを残さない体になる

腕ふるふる 最強版

第3章 スイスイと動かしたくなる首

107

第4章 グルグル回したくなる腕と肩

第5章 うねらせたくなる背中と腰 179

装丁	小口翔平＋青山風音（tobufune）
本文デザイン	須貝美咲（sukai）
イラスト	ヤマサキミノリ
校閲	ぷれす
組版	天龍社
制作協力	名和裕寿（エキスパートナー）
編集協力	山守麻衣
編集補佐	浅川紗也加
編集	三宅隆史

第1章

筋肉はヨコから揺らすもの

朝起きてすぐに動きたくなる体

朝起きたときに、「頑張って走らなきゃ」と思うのではなく、朝起きたら自然と歩きたくなったり走りたくなったりする。

そんな体をつくる。

これがトレーナーとしての私の目標です。

健康になるための方法は世の中にたくさん出回っています。

たとえば「毎日5分はストレッチをしたほうがいい」だったり、「1週間に1度は30分以上の運動をしたほうがいい」だったり。

だけど、それを耳にするたびに私はこう思うのです。

「**そもそも、どうしてストレッチをするのだろう？　どうして運動が必要なんだろう**

か？」と。

健康のためというのなら、ストレッチや運動が特段必要ない体になってしまえばいいのではないか。普段から、ちょっとしたコツで健康な体になればいいのではないか。そのための方法はあるのに……と。

それに、みなさん忙しいはず。たった5分であっても、毎日健康のための時間をわざわざ確保するなんて、至難の業でしょう？

私は「やってすぐに効果があるもの」しか信じることができません。性格のせいかもしれませんが、「体に良いから」といって「2週間飲まないと効果が出ない健康食品」などは続けられないタイプです。

いったい、なぜかって？

それは〝2週間後〟ではなく〝1分でも早く〟体を「少し良くしたい」からです。

このスピード化社会で、2週間なんてじれったくて待てません。なんらかのアクションを起こしたら、即メリットを得たいと思ってしまいます。そう、私は即レスポンス至上主義です。

それに、すぐ効果が得られないと、習慣的に続けていくモチベーションを保つことが難しいからです。私だけがそう感じているのではありません。たくさんの方に治療や施術をしてきて、そう確信しています。

メールのやりとりを考えてみてください。相手からの返信が早いと、素直に嬉しい。それと同じで、「**体の反応は早いほうがいい**」。健康のための習慣だって、速効性を重視しています。


そもそも体の不調なんて、放置していると、あっという間に蓄積してしまいます。「塵も積もれば山となる」で、たまった疲労は雪だるま式にふくらんでいきます。

それもメールやＳＮＳのメッセージと同じ。少し見ないうちに、未開封のメッセージはどんどんたまっていくものです。

つまり「少ししんどい」という「プチ不調」が積み重なって「大きな不調」になっていく。残念ながら、体はそんな仕組みになっているのです。

「今日はけっこうしんどいな……」と感じたら、体は100点満点のうち50点を下回っているはずです。通勤・通学したり、家事をしたり、スマホでたくさんメッセージをやりとりしたり。そんなことで体は少しずつ疲れていき、「頭痛がする」「首・肩のこりがつらい」「腰痛が……」とSOSサインを出すことになります。

だから日々の「少ししんどい」は、こまめに取り除くのが理想的。全身のエネルギーをスマホのバッテリーにたとえてみます。

5%の電力が減ったら、すぐに5%の電力を復活させましょう。

それを徹底していれば大きな不調なんて来ない、というのが私の理論です。

私はそんな流れを「良い常態をつくる」と呼び、セルフケアのモットーにしています。「状態」ではなく「**常態**《じょうたい》」。「状態」が刹那的なものだとしたら「常態」は持続的なもの。

体がいつも80〜90％をキープしている。あるいは朝起きたときに100％になっている。そんなイメージです。たとえるなら、海面の高さがほぼ一定している「外洋の海面」でしょうか。

たとえば首や肩、腰のこり、頭痛、目の疲れ、だるさ……。そんな突発的なプチ不調に気づいたら、即撃退するよう心がけています。だから、突然寝込んだり、倒れたりということはありません。大病とも無縁です。そして常に心身が健やかでいられるのです。

前書きを寄せてくれたflumpool《フランプール》の山村隆太さんなどは、それを体現してくださっているひとりです。「疲れたらほぐす、しんどくなったら治す」ではなく、**24時間疲れが残らないように「良い常態」をつくっている**。好不調の波を自分でコントロールできるので、常にライブ本番で最高のパフォーマンスを披露できるのです。

「穴の開いた袋に、木の実はたまっていかない」

そんなふうに、普段から健康な心と体を保てれば、「良い常態」をキープできれば、あらゆることが好転していきます。万全のコンディションで物事に取り組めているわけですから当然でしょう。そこからさらにストレッチや運動を行った場合。その効能は、数倍にもなってくれます。

たとえばストレッチをするにしても、2通りあると思うのです。

多いのが「肩こりや腰痛がひどくなってきたから、健康のために仕方なく行うストレッチ」。これは、マイナスの状態をゼロにまでなんとかもっていこうとする試みでしょう。

この「マイナスの状態をゼロにまでもっていこうとする試み」は、穴の開いた袋に収穫した木の実を入れ続ける営みとどこか似ています。どれだけ頑張ろうと、穴がある限り、なかなかプラスにはいかない。根本的なところに欠陥があるからです。

一方「良い常態」の人がストレッチを行った場合。それはゼロからプラスの方向に、電力をどんどん補っていくことになります。極めて建設的な営みです。

「**丈夫な袋に木の実を入れていく**」。そして、来るべきときに備えて何袋もためていく。自分のリソースを豊かにしていく。それが「ゼロからプラスの方向に足していく」というイメージです。

当たり前の話ですが、木の実を収穫するなら、穴の開いていない袋に入れるのがいいに決まっています。

「良い常態」でありさえすれば、「仕方なく行うストレッチ」が「体を動かす気持ちよさが忘れられず、心の健康のためにやりたくてたまらないストレッチ」へと変わるのです。

運動についても、同じことが言えます。「健康のために仕方なく」というネガティブな動機ではなく、「本能的に体が動きたがっているから止められない」というポジティブな気持ちで運動に取り組めたら、どれだけ素晴らしいでしょうか。

「ストレッチの前にも、体を準備するという発想を持つ」

運動やストレッチにどうせ時間を割くのなら、その効果が積み上がっていくほうがいいに決まっています。そして、自前のコンディションの調整力が、より磨かれていくほうが嬉しいでしょう。

本書では、そうなっていくための体系的なメソッド、「**ボディプリパレーション**」をお伝えしていきます。

「プリパレーション」を英語で書くと「preparation」。準備、用意、支度、計画などの意味があり、医療の現場でよく使われる言葉です。病院で受ける治療や検査、処置などについてのメンタル面も含めた〝準備〟を指します。

私たちは〝体〟という器を整える（＝準備をする）だけで楽しくほがらかになったり、行動しやすくなったり、力を発揮しやすくなったりするのです。ですから、なにかを得たい、なにかをしたいと望むとき、アプローチすべきは「心」ではなく「体」なのです。

あるプロ野球選手のレジェンドがこう言っていました。

「心・技・体ではない、**順番は体・技・心である。**体が良い状態であることが、まずは絶対に必要なこと。その後に技や心がついてくる。心の調子がどれだけ良くても、風邪をひいてたらヒットは打てない」

要は、体をどれだけ「良い常態」に持っていけるかどうかが、明暗を分けます。

「キーワードは、筋肉をヨコに揺らす、ということ」

本書を読み進んでもらえれば〝自分の常態を一瞬で整えるプロ〟になれます。朝起きてすぐに動きたくなる体も手に入ります。

そのためのキーワードこそ「**筋肉をヨコに揺らす**」こと。

ストレッチや筋トレを行う際は、基本的に誰もが筋肉を「タテ」に動かしています。それを「ヨコ」に揺らす、振るということを意識するだけで、これまでとはまったく違った新しい体の感覚を手に入れることができます。

本書で「タテ」という場合には、筋肉の線維に沿った方向、という意味です（医学では「繊維」を「線維」と書くことが多い）。ご自身がよくやるストレッチを想像してみてください。おそらく「タテに伸ばしている」というイメージが伝わるはずです。

「ヨコ」という場合には、その垂直方向を意味します。左右両方の腕をだらんと下に下ろして、手のひらの力を抜きます。そしてぶるぶるシェイクしてみてください。これが「ヨコに揺らす」ということです。

いつもの生活にこの「**ボディシェイク**」を加えるだけで、24時間疲れが残りにくい体に生まれ変わります。

デスクワークの人は、椅子に座りながらできます。立ち仕事の人も、もちろんできます。

日常的にストレッチや運動を行っている人も、ボディシェイクをその運動前に行うだけで、まったく効果が変わってきます。

一見とても簡単に見えるアクションですよね。なぜこの動きだけで、体が劇的に変わっていくのか。本書で順番にお伝えしていきます(その詳細を早く知りたいという人は50ページに進んでもらって構いません)。

梅雨時期に体が「だる重く」なったり、夏バテしたり、寒期には疲れやすかったり。そんな季節性の倦怠感にもボディシェイクは非常によく効きます。

感覚がズレたままストレッチする人たち

本書のテーマである「筋肉をヨコに揺らす」をお話しする前に、少しだけ自己紹介をさせてください。

私は普段、東京にある自分のサロンでオリンピックに出場するようなトップアスリートや、誰もが知っている国民的な一流アーティスト、あるいは大人気の俳優さんなどへ体のメンテナンスを行ったり、現場へ出張してサポートをしています。

また、「トレーナーを教えるトレーナー」として自分の協会でトレーナー育成をしたり、あるときは高校生に授業をしたり、またあるときは一般企業の方々に講演をしたりと、さまざまな活動をしています。

体の悩みは千差万別なので、それぞれやっていることは異なります。一般の方からの「肩こり」「腰痛」「ヒザ痛」を治してほしいというようなリクエストも多いです。
それらすべての方々に対して、初回には共通して、次のようにお話ししています。

「私のことは一切信じなくていい。
だけど、自分の体の反応だけは信用してほしい」

あらゆることは、疑っていい。
むしろ既存の情報を鵜呑みにするのではなく、すべてに懐疑的な目を向けるくらい慎重なほうがいいんです。でも「自分にとっての良い・悪いを判断するセンサー」である体の反応だけは、信用してほしい。そもそもセンサーからのシグナルを受信できる人になってほしい。そんな思いを込めて、こうお伝えしています。

実際のところ、体を毎日のように目一杯動かしているアスリートや歌手でも、自分のセンサーからのシグナルに気づいていない人は多くいます。**つまりトップ選手や一流歌手でも「自分の体のことをよく知らない人」が大半なのです。**

体格や素質、人並み外れた才能などに恵まれているのに、指導者に言われたとおりの練習メニューをそのままこなしているだけ。そんな〝惜しい人〟がいかに多いか。

「誰かがうまくいった方法」が、自分に合うかどうかはわかりません。むしろ、まったく違うやり方のほうが成績が伸びることだって、なきにしもあらず。これを私は「カラダ認知のズレ」と呼んでいます。**認知バイアス**の問題です。

その代表例が、闇雲に「トップ選手の真似をしている人」「トップ選手のトレーニングを取り入れている人」です。その多くは、カラダの認知がズレています。

たとえばサッカー界には日本代表・三笘薫選手や久保建英選手のように毎年スター選手が現れ、その練習法やライフスタイルに注目が集まります。それがユニークであればあるほど、取り沙汰されるものです。

野球界では、大谷翔平選手やダルビッシュ有選手も注目を集めます。彼らがやっているトレーニングも然り。必ず、そのまま真似する人が出てきます。

憧れを持つのはいいことです。それでやる気が出るなら、悪いことではありません。でも成績を上げたい、結果を出したいのであれば、話は違います。体格も実力もキャリアも異なる人がそのまま取り入れても、思った結果にはつながりません。もしそれが、普段デスクワークばかりしている人なら……**自分に合った準備運動をすれば、もっともっと成績が上がるのに**、と私は歯痒くてたまらないのです。

「格闘家じゃないお前に、なにがわかるんだ？」

またアスリートで「**入念にストレッチをしている人**」も、自分の体のことが全然わかっていないことが多いものです。「監督やコーチの指示だから」「チームのみんながやっているから」と、素直に続けている。つまり「自分の体に合っているかどうか」

は二の次なのです。

ですから毎回、「私のことは一切信じなくていい。だけど、自分の体の反応だけは信用してほしい」とお伝えしています。

自分で今のままでいいと思い込んできた「認知のズレ」を修正してもらうためです。そして自分の体としっかり向き合い〝対話〟をするつもりで反応や変化を感じてほしいのです。

かつてプロの柔術家にも、「認知のズレ」を修正して驚かれたことがあります。

今、世界の格闘技界では柔術が主流になりつつあります。その柔術で世界最強といわれるのがブラジルの**グレイシー一族**です。

ホイス・グレイシーやヒクソン・グレイシーといえば、今の40～50代の読者のなかには日本人格闘家・桜庭和志さんとのかつての因縁をご存じの方も多いでしょう。

そのホイス・グレイシーの愛弟子に、アメリカで施術をする機会に恵まれました。

彼自身、何千人もの弟子を抱えている柔術4～5段のプロ格闘家です。しかし激しいトレーニングと度重なる怪我で、彼の肩は上まで上がらなくなっていました。

そんなピンチの渦中にある彼に、私は引き合わされたのです。


最初の頃、彼は私に懐疑的でした。

「知り合いの紹介だから仕方なく相手をしてやるよ」

招かれざる客、そんな雰囲気でした。アウェイ感の中、私は施術を始めました。

それがどうでしょう。3章で紹介するようないくつかのボディプリパレーションを試してもらうと、まったく上がらなかった肩が、軽やかにスッと上がったのです。


「What!?　Is it magic?（おいおい、これって魔法かよ）」


彼自身が、自分の体の反応にものすごく驚いているのがわかりました。

さらに「ショージマのメソッドはWonderfulだ!」と絶賛してくれたのです。

世界最高峰の総合格闘技団体である「UFC《ユーエフシー》」のジムでも、ボディプリパレーションを披露しました。そこはロサンゼルスでもいちばん大きなＵＦＣのジムでした。つまり世界トップレベルのジムといえます。

そこに行く機会があり、グレイシー一族と同様に、そこのトレーナーたちにも第３で紹介する「黒目ふるふる」などのボディプリパレーションを試してもらいました。結果は同じく、みんな「信じられない……」「なんだコレは！」という顔。

もちろん、最初はみんな懐疑的です。それに格闘技やトレーニングはアメリカが本場。誰もが「日本人なんてお呼びじゃないぜ」というナメた感じでかかってきました。とはいえ、良い意味での〝素直さ〟もアメリカ人の特徴。「この運動は効く！」と実感したら、手放しで賞賛してくれることもあるんです。

ここで出会ったＵＦＣでトップレベルのトレーナーたちが、私のボディプリパレーションの大ファンになってくれたのも、ありがたい思い出です。

「あなたのベスト体重はいくつですか？」

この「認知のズレ」は一般人の方にも、もちろん多々見られます。たとえば評判のダイエット法をずっと続けても効果が出ないのは、まさにこのせい。
「この方法は成功しますよ」と呼びかけているダイエット提唱者のAさんは、あなたとは〝背景〟が異なる可能性があります。

Aさんはもしかすると「1日中、体を動かしている人」かもしれません。そのため基礎代謝が良くて、簡単なコツでスルスルと痩せられたのかもしれません。「1日中座っているデスクワークの人」がそんなAさんの真似をしても、同じ効果を望むのは難しいことなのです。

ベスト体重を目指している人も、ちょっと怪しいかもしれません。

以前、ベスト体重になりたいとこだわっている人に「ベスト体重はいくつで、その理由はなんですか？」とたずねました。すると「この体重は自分が輝いていた頃の体重だから、ベストなんです」と答えてくれました。

その後も、何人かにベスト体重について質問したところ、ほぼ同様の答えが返ってきました。

「ベスト体重」を意識している人は聞いてください。**その体重はいったい何年前の話でしょうか。**今の年齢のベスト体重は大きく変わっている可能性が高いです。思い込みだけで誤った食事法や運動を実践し続けるのは、もったいない話でしょう。

肩こりや腰痛、背中痛についても同じことが言えます。「すごく効く」と噂のストレッチやエクササイズが流行っているとします。

しっかりストレッチすればその瞬間は気持ちよくて、肩こりや腰痛が治った気になるかもしれません。でも美容師さんやショップ店員さん、学校の先生など「1日中立ち仕事をしている人」の腰痛と、「1日のうち半分は座ることができる職業の人」の腰痛とでは、原因もセルフケアの方法もまったく異なります。だから同じストレッチで解決するとは限りません。そのストレッチをやらなくなって数日すれば、痛みはまたぶり返すはず。

「なぜ、この練習は必要なのですか」

いったいなぜ、このように「自分に合うかどうかわからないもの」を思考停止で取り入れてしまうのか。その原因は日本人特有の〝素直さ〟にあるのかもしれません。

私の生徒のFさんが少年サッカーのコーチをしています。

Fさんによると、スペインではたとえ子どもであっても「なぜ、この練習が必要なのか」理由がわからないとやらないそうです。幼い頃から、運動の目的と結果が「自分に相応しいのか」を考えるクセが身についているということです。

素直さ（従順さ）が国民性であるのなら、それは仕方がありません。でも個人レベルで、今日からでも意識的に「疑って」いきませんか。そして自分の体のセンサーを磨いていきませんか。認知のズレを修正し、より良い常態をつくっていきませんか。

私のミッションは、このような認知のズレに気づけるように働きかけること。そしてそれを整えるための手法であるボディプリパレーションを広めることです。

そして、世間に広まっている最大の認知バイアス問題、つまり「カラダ認知のズレ」をお伝えすることこそが、本書のテーマです。

その本質には、筋肉は「タテに伸ばす」よりも、「ヨコに揺らす」ほうが疲れが取れやすい、という事実です。

筋肉は「ヨコに揺らす」が正しい

「認知のズレ」を修正するために、まずはあなた自身の体と対話してみてください。

対話といっても、けっして難しいことではありません。

じつは日常的に、無意識のうちにあなたがやっていることです。

たとえば、パソコンを使いすぎたときに「肩がこったな」「体がギシギシ硬くなってるな」と背伸びしたり肩を回したりしたことが、きっとあるはず。ボディプリパレーションはその延長線上にあるものと気楽に捉えてください。

体の違和感は、不調がひどくなったから発された体からのサインです。その少し手前で気づいて、体をほぐしてあげようというのが、本書の最大のメッセージです。

ここから疲労回復のカギとなる「筋肉」にフォーカスしていきます。筋肉のケアとしてなにが適正なのかを探るため、まずは「ストレッチ」から見ていきましょう。

運動をすると筋肉が傷つくとされています。それなのに、運動後に入念にストレッチする人がいます。

傷ついた筋肉がより伸びて、より傷が深くなる可能性が高い。疲労は回復しにくいし血流だって悪くなるかもしれません。でも「みんなが運動後のクールダウンが大切だと言うから、なんとなくやっている」「コーチや監督に指導されてやっている」、そんな人が非常に多いのです。これは自分の体と対話していない証拠です。

スポーツを習慣化してはいなくても「明日のために」と、遠い昔に覚えたストレッチを習慣化している人は多いものです。「かつての自分の体」と「今の自分の体」はまったく別物だというのに、惜しいことです。

若い頃は体の柔軟性がまだまだありますから、開脚や屈伸、屈曲などのストレッチエクササイズも十分に効果があったでしょう。ですが、大人になって体がガチガチの状態で昔と同じ動きをしても、逆効果。硬くなった筋肉をいきなり前のように伸ばそうとするから、筋線維が痛んでしまい、結局体が硬くなってしまいます。

「ストレッチをやりすぎると、逆に体が硬くなる」

そもそもストレッチには「**静的ストレッチ**」と「**動的ストレッチ**」があり、メリットとデメリットはそれぞれ異なります。

「静的ストレッチ」は筋肉を伸ばしすぎて、その後の運動のパフォーマンスを下げてしまいます。クールダウンとしても、筋肉を伸ばすので余計に傷めかねません。実際私は「**ストレッチをやりすぎて筋肉を傷め、逆にその周辺が硬くなってしまっている人**」をたくさん診てきました。

一方「動的ストレッチ」は可動域を広げるメリットも大きいですが、うまくできていない人がほとんどです。

つまり静的ストレッチのように「ぐいぐい伸ばし」てもダメ、動的ストレッチのように「ブンブンやる」のも難しいのです。

また、静的にせよ動的にせよ、ストレッチは筋線維に沿って、タテ（水平方向）にそれを伸ばすことを目指します。

たしかに、筋肉を伸ばすと気持ちがいいものです。ですがやりすぎると、短期的に見て筋肉が緊張しやすくなり前より硬くなってしまいます。また長期的に見ると、筋肉が必要以上にゆるんで関節に負担がかかりやすくなってしまう。どちらも怪我のリスクが高まり、想像したゴールとは違う結果に結びつくことがとても多い。フォームだけではなく、行う塩梅も非常に難しく、デリケートなものなのです。

そもそも筋肉とは「**筋線維束**《きんせんいそく》」という細長い「筋線維」（筋細胞）が多く集まった束から構成されています。

また「筋線維」の中には、それよりも細い「筋原線維《きんげんせんい》」がみっしり詰まっています。注目してほしいのは、この「筋原線維」。直径約1マイクロメートルという極細の器官です。

線維と聞くと「糸？」と思いがちですが、なんと収縮する器官なのです。筋原線維の大事なところは2種類の紐みたいなもの「筋フィラメント」からできています。もちろんそれは「マイクロメートル」とか「ナノメートル」など、気が遠くなるような単位で表現される世界です。

そのような筋原線維が大量に集まって同時に動くと、莫大な力が発揮されます。しかしそれらをヨコ方向に切るような動きでマッサージすると、あっという間に損傷してしまいかねません。

もし、マッサージを受けた直後に「もみ返し」が起こったとしたら。それは筋原線維がぶった切られた可能性が高いです。

筋肉は「ヨコに揺らす」が正解

ほぐすためには**ヨコ**に揺らす

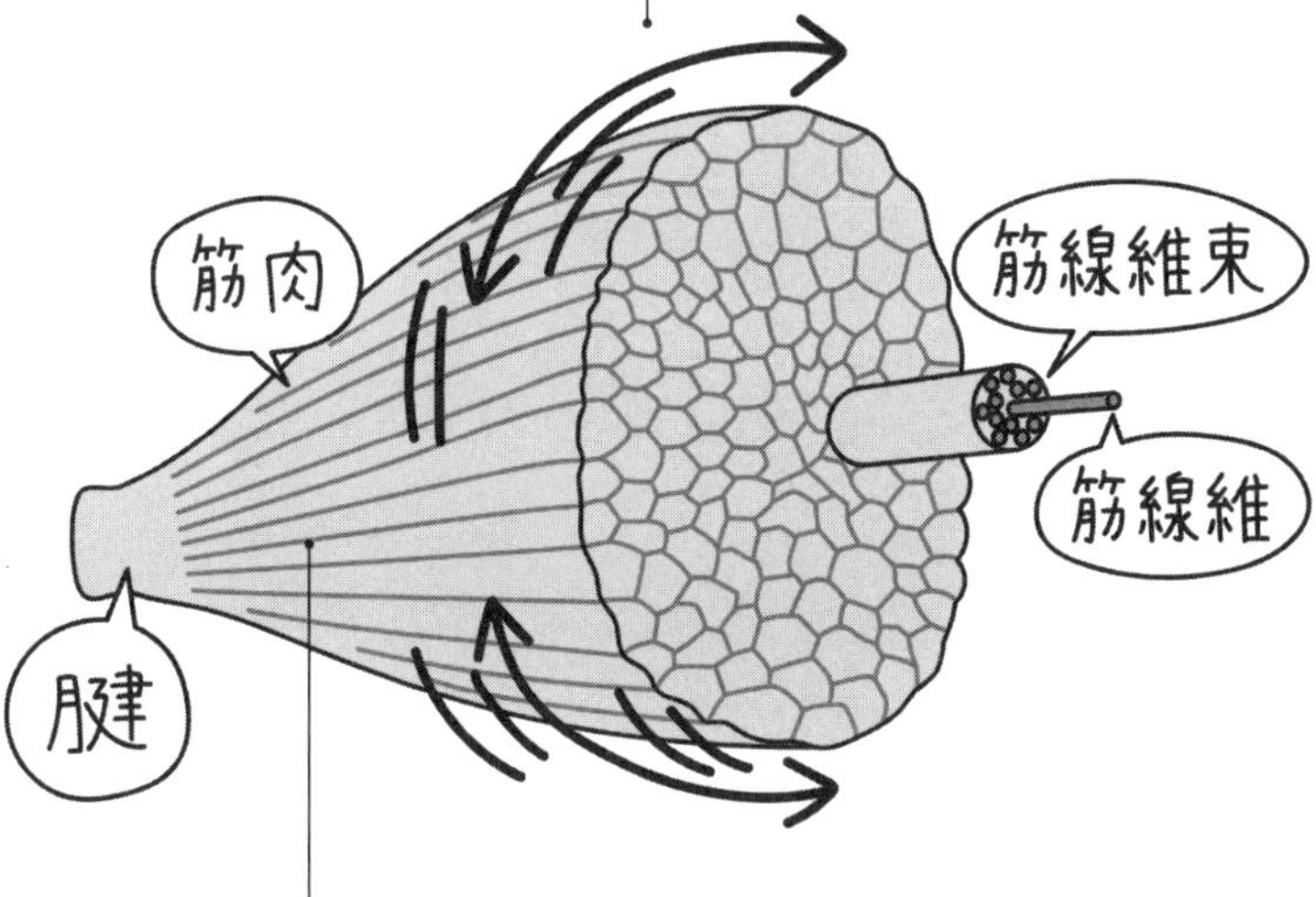

筋線維は**タテ**に走っている

ではいったいどうすれば疲労は取れるのか。

正解は「**小刻みにヨコに振る**」ことです。

それが「**ボディシェイク**」であり「**ボディプリパレーション**」です。


「錆《さ》びついたネジをコツコツと回すように」


「振る」といっても大きなスイングや無駄な動きはいりません。小刻みに筋肉を揺するだけでいいのです。それだけでストレッチや運動並みの効果が得られるし、やればやっただけ次に行うストレッチや運動の効果も劇的にアップします。

それは**まるで錆びついたネジを回すとき**の要領に似ています。

最初は小さな力をコンコンと入れ、ネジを動かしやすくするのに似ています。

筋肉についた錆や張りも、少しずつコンコンと落としていくのです。

論より証拠。今すぐこのボディシェイク、通称「ふるふる」を試していただければと思います。

結果を測定したいので、まず立ったまま前屈してみましょう。床に手を伸ばしてみてください。

「床に手が付かない」という人は何センチくらいか覚えておいてください。

「床に手が付く」という人も何センチくらい付いているか確認を。

いずれの場合も体がカチカチの人は、前屈しているときに太ももやふくらはぎがピリピリと痛むはず。その痛みの感覚がどの程度軽減するかも知りたいので、覚えておいてください。

①足を並行にそろえて「ふるふる」

では「**ヒザふるふる**」にチャレンジです。次のページのイラストも参考にしながら、行ってみてください。

ヒザふるふる

床に
座って行う

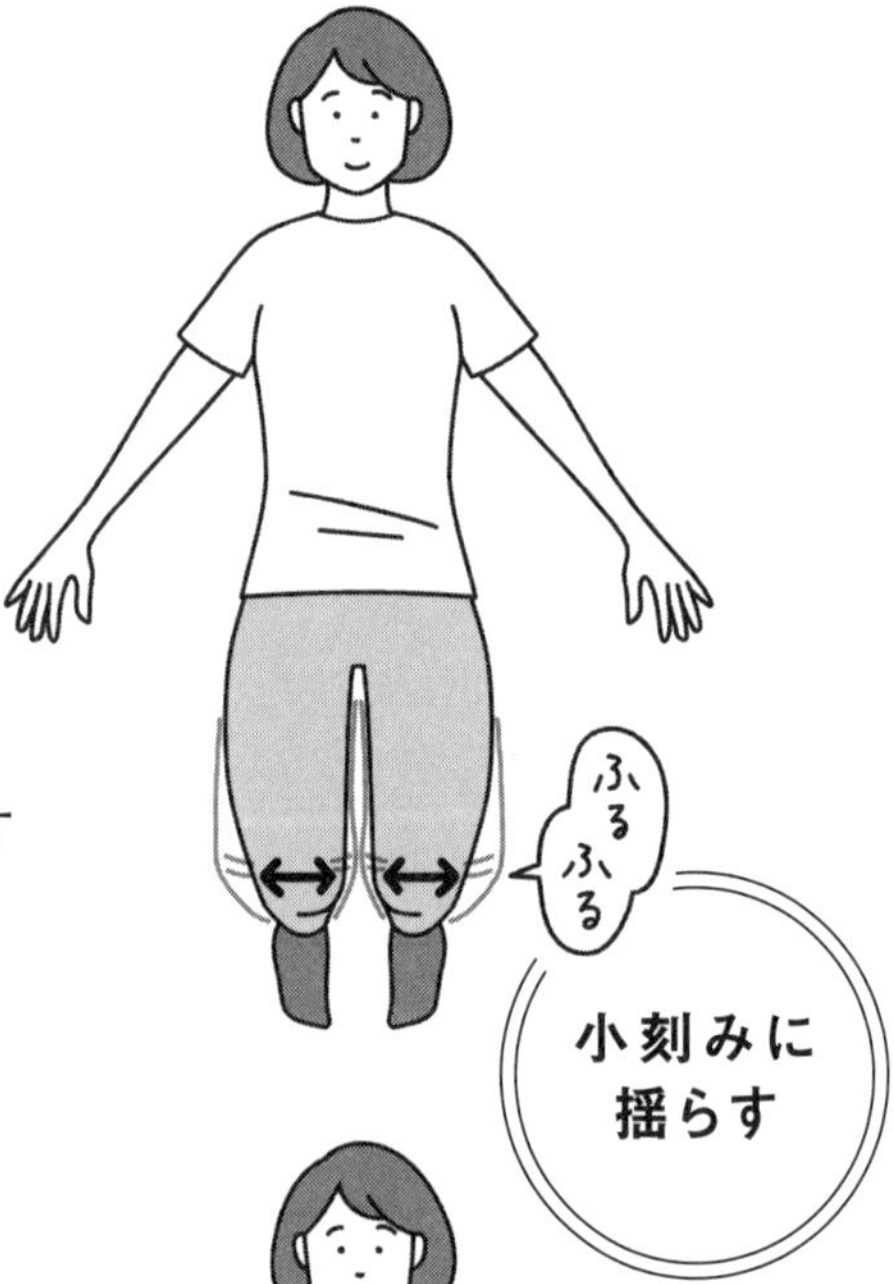

1
ヒザは直角で足を揺らす

両ヒザのすき間が開いたり閉じたりするように、ふるふる太ももをシェイクする（10〜20秒）。

2
ヒザ下を「ハの字」にしてまた行う（10〜20秒）

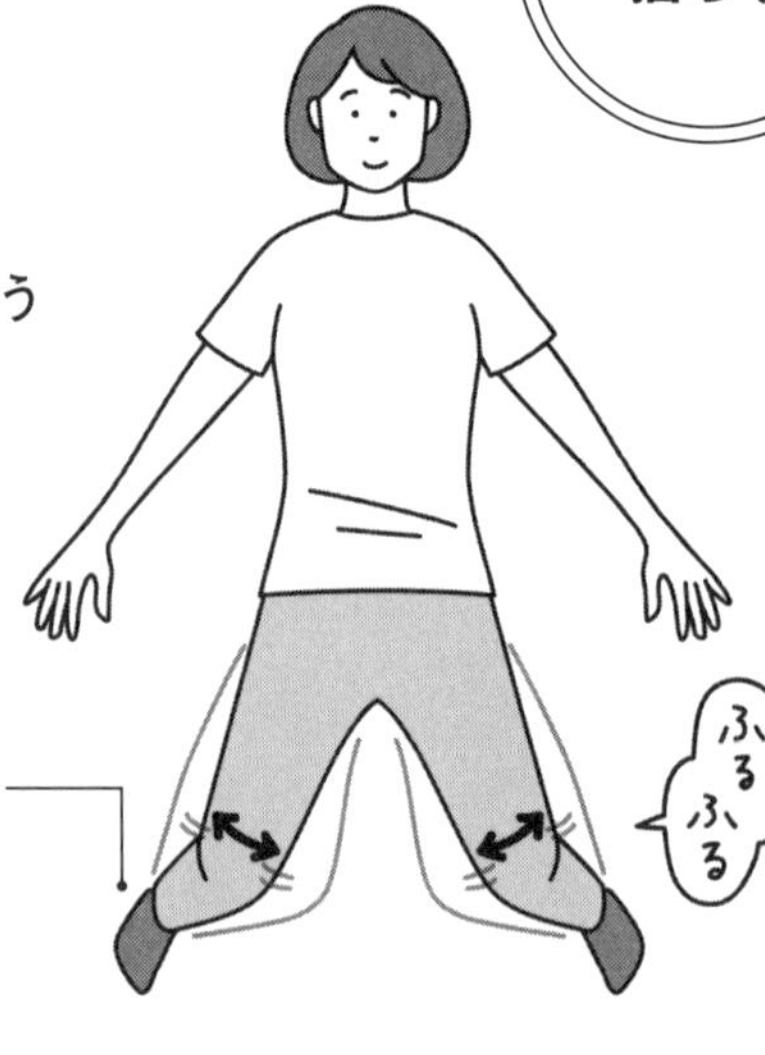

床がすべると効果ナシ
壁にかかとを付けるか、
靴下を脱いで行う。

椅子に座って行う

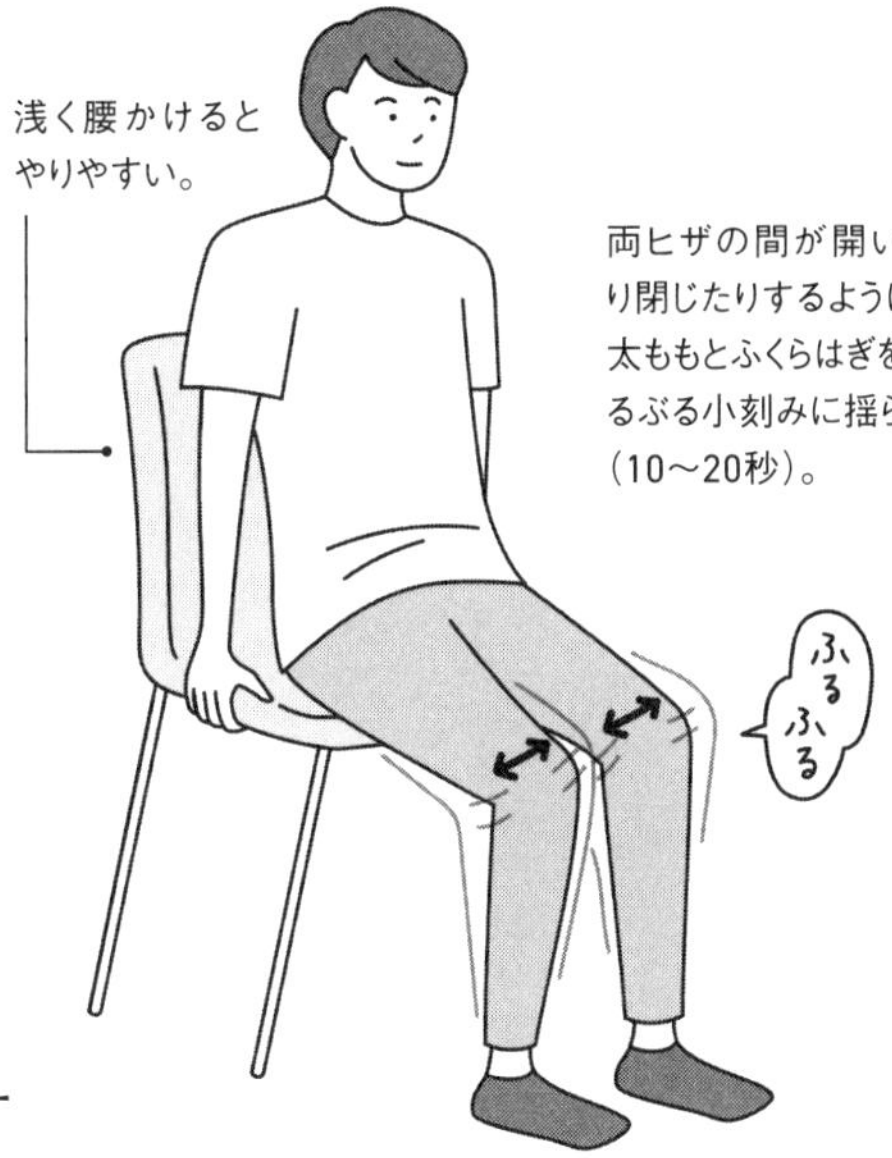
浅く腰かけると
やりやすい。
両ヒザの間が開いたり閉じたりするように、太ももとふくらはぎをぶるぶる小刻みに揺らす（10〜20秒）。
ふるふる

1
ヒザを左右に揺らす

2
「八の字」でまた揺らす

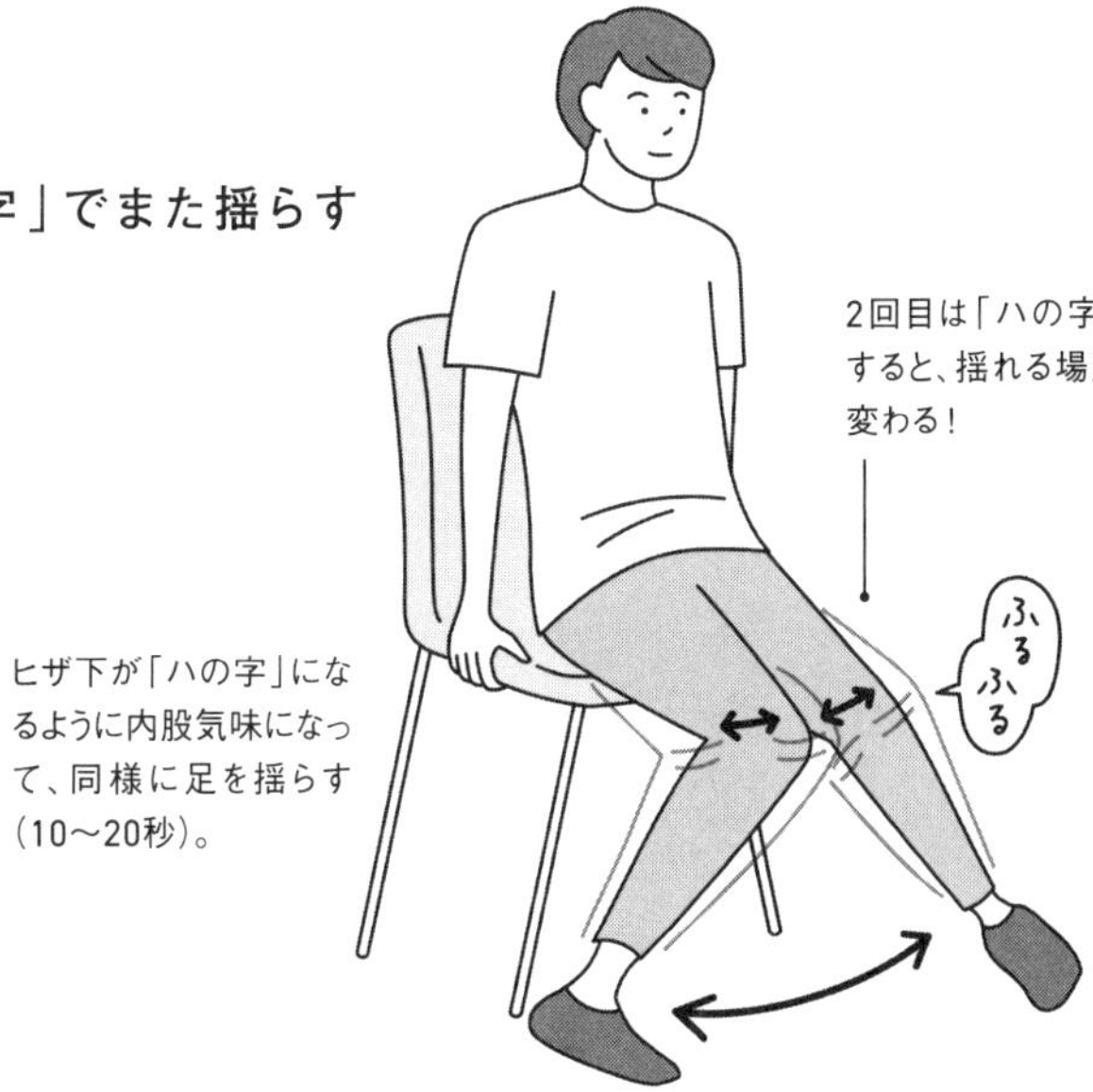
2回目は「ハの字」にすると、揺れる場所が変わる！
ふるふる
ヒザ下が「ハの字」になるように内股気味になって、同様に足を揺らす（10〜20秒）。

まず、椅子に浅く腰かけてください。

自宅にいる人は、床に座る姿勢でも大丈夫。靴下などをはいている人は床がすべりやすいので、靴下を脱ぐか、足先を壁に付けて体がずるずる動かないように固定してください。

そして**ヒザを左右に2～3センチ小刻みにぶるぶると震わせます。**

このとき、両ヒザをそろえて同じ方向にバッタンバッタンと倒してはいけません。左右を逆側に動かして、両ヒザの間の空間が開いたり閉じたりするように行います。

ヒザを揺らすことで、太ももとふくらはぎの筋肉をぶるぶる「ヨコ」に揺らしてみましょう。

この動きの最大のポイントは、変な力がギュッと入らないよう、ふくらはぎやお尻、太ももがなるべく力まないように気をつけること。そうでないと、気持ちよくぶるぶると揺れてくれません。できるだけ力まない体勢を見つけてください。

これは「貧乏ゆすり」と似てはいますが、別物です。貧乏ゆすりは筋線維に対して「タテ」のポンピング運動なので、筋肉は収縮しています。脱力してリラックスさせて「ヨコ」に振る行為とは真逆の動きなのです。

10〜20秒やったら終わり。最初はうまくできないかもしれませんが、何度か繰り返すうちに、上手にぶるぶる揺らせるようになります。慣れてくると、10秒間で30〜40往復くらいはぶるぶるできます。

②足をハの字にズラして「ふるふる」

さきほどはまっすぐで「ふるふる」してもらいましたが、**次は足を「ハ」の字にして、内股っぽい感じ**で「ヒザふるふる」をしてみましょう。

今度も10〜20秒ほど。

揺れる場所が変わり、新たな効果が生まれます。太ももの裏側にあるハムストリング（大腿二頭筋）が揺れやすくなったのではないでしょうか？

それでは、立ち上がってもう一度前屈してみてください。驚きの結果が出るはずです。個人差はあると思いますが、さきほどよりも床に手が近づいている方が多いのではないでしょうか。

日常的にストレッチや運動をする人は、このように筋肉の錆が取れた状態で、運動を始めてみてください。筋肉がリラックスしているから、体の感覚が明らかに変わるはずです。

動的ストレッチでいえば連動性の可動域も非常に生まれやすいし、静的ストレッチでいえば痛みが少なくなるでしょう。

この「**10秒シェイク**」、手軽にできることから生徒さんたちに大好評でどんどん愛好家の輪が広まっていき、いつしか「**ふるふる**」の愛称で呼ばれるようになりました。そのため、本書内では「ふるふる」と言ったり「ボディシェイク」と言ったり、両方を併記しています。意味は同じなので、好きなほうで覚えていただければと思います。

「股関節こそ、小刻みに揺らしてあげたい」

「ふるふる」をしているとき。体の中でなにが起こっているのでしょうか。

筋肉が揺れることで、股関節では**ねじり運動**が起こっています。前屈がうまくできない人は股関節や太ももの筋肉がこわばっているので、そこにアプローチしていたわけです。

股関節は加齢とともに硬くなりやすいもの。それを一気に静的ストレッチで広げようとすると、故障の原因になってしまいます。

「錆びたネジを取ろうとして一気にグッと回そうとすると、ネジ山が壊れてしまう」、そんなイメージです。

だからちょっとずつ小刻みに動かして、ちょこちょことゆるめていく感じがいいんです。ですから筋肉はタテに伸ばすのでもヨコにぶった切るのでもなく、ヨコに揺らしてください。

筋肉をほぐすには、ヨコに振るの一択。つまり体をほぐしたければボディシェイク（＝ふるふる）が最適です。それに「ふるふる」には、たくさんのメリットがあります。

①高リターン、しかもノーリスク

温めたり、器具を使ったりする手間は不要です。もちろんお金もいりません。副作用もゼロ。筋肉の損傷や断裂などの心配も不要です。

なのに「ふるふる」は筋肉を確実にゆるませ、ふかふかな理想的な状態に戻し、血流を改善してくれます。すると栄養が届きやすくなり、酸素交換も活発になり、老廃物も排泄しやすくなります。

②「小さく細かく」力をかけるほうが良い

錆びたネジをきれいに抜くときは、ドライバーを小さく動かし、余裕を少しずつ広げ、ゆるめていくことが大事ですよね。つまり「一度に大きな力」をかけるのではなく、「多い回数、細かな力」をかけるほうがうまくいきます。

体をゆるめる際のアプローチもまったく同じ。「ふるふる」は、小さく細かく揺らせるメソッドなのです。

③遠心力まで味方につけている

筋肉の深部に働きかけるのは難しいこと。でも「ふるふる」には遠心力という強い味方がついています。

「ふるふる」は、手延べそうめんの麺生地を伸ばすのと、よく似ています。職人さんによる麺の手打ちを見ていると、麺生地はほぼ均一に延びています（左右に両手を広げて麺生地を持ち、くるくる振っていますよね）。あれと同じです。表面も奥も近くも遠くも、遠心力のおかげでまんべんなくアプローチできるのです。

これらがどんな効果をもたらしたのか。次の第2章では、ボディプリパレーションの成果の実例をご紹介します。

第 2 章

24時間、疲れを残さない体になる

体が透明に見える「魔法」とは

じつは私には、なんとなく人間の体が「**透けて見える瞬間**」があります。服を着ていても、筋肉や関節、骨が動く様子がなんとなくわかるのです。だから、一瞬見ただけで痛みの原因に気づいたりするのでしょう。

私は31歳で独立する前に、病院に勤務していた経験があります。一般的なトレーナーとしては、絶対に経験できないような医療の現場でした。そこでの臨床解剖などで、人の体を外見からだけではなく、内側からリアルに見てきました。筋肉をはじめ、神経や骨、臓器といった体の内側に、この手で実際に数多く触れてきたのです。

体が透けて見えるような能力が培われたのは、そのせいかもしれません。

りょんりょん先生「魔法使いのようです」

そういった特殊能力を〝魔法使い〟とおっしゃってくれた方がいます。

日本一のボイストレーナー、**りょんりょん先生**こと**佐藤涼子さん**です。

りょんりょん先生は、ボイストレーナー歴30年以上の「発声のプロ中のプロ」。

誰もが知っている名だたるトップアーティストから絶大な信頼を得ている方です。

これまでにＮＨＫ紅白歌合戦に出場した担当アーティストは60人以上という〝超大御所〟。

ＴＢＳ系『情熱大陸』でも密着されるなど、テレビ番組でその雄姿を見られたことがある人も多いと思います。

そんな発声のプロが「発声以前のコンディションづくり」としてボディプリパレーションを活用、推薦してくださっています。なんと生徒のみなさんにも、レッスン中、私からお伝えしたストレッチを紹介していただいているのだとか。

トップアーティストとはいえ、誰もが声や体に日々悩みを持っているそうで、お伝えしたメソッドで声が一瞬で出やすくなることにびっくりされ、「目からウロコ」と喜んでもらえているようです。

超人気歌手の苦悩「もう……全然うまくいかなくて」

私の特技は「**カラダ認知のズレ**」を修正する力と言ってもいいかもしれません。

実際、多くの人が「認知のズレ」の自己修正に手こずっています。私のところには、お悩みをなかなか解消できずに困り果てた人が多数いらっしゃいます。

彼らはトップのアスリートや歌手ですから、すでに多くの治療法を試したり、治療家を頼ったりされた方々です。やはり「一流」とされるところを渡り歩いて、それでもダメという人たちが、噂を聞いて私のところにたどり着く。

そんな人たちを、来たときよりも元気にして、良い常態にするのが私の役目です。

たとえば、デビューから10年以上トップで活躍する**男性ボーカル**の場合。あまりの酷使によって声が年々出づらくなっていました。私のサロンに来た瞬間は、本当に今にも泣き出しそうな暗い表情で「もう……全然うまくいかなくて」とうつむいていました。

ですが、今までやってきたことを一度忘れて、「自分の体の反応」だけを信じてもらうように施術しました。良いと思ってきた体の状態を一度リセットして、「認知のズレ」を修正してもらったのです。

すると声はどんどん変わっていき、軽く歌うと「わ！　なんかいいかもしれないっす」「以前の良かったときって、無意識でこうやっていたかも」と嬉しそうに話してくれました。その表情は、サロンに来たときとはまったく違うものでした。

彼は「これから帰って、すぐに練習したいです！」と言って、颯爽と帰っていったのです。

こんなふうに彼らのスイッチが勝手に入って、うちのサロンを旅立つ瞬間、出ていく瞬間が私は大好きなのです。

クライアントにとっては「攻略できない体の悩み」でも、僕にとってはある意味、攻略するのが楽しいミッション。「どうすれば絡まった糸をほどいてクリアできるのか」を共に試行錯誤します。解決できたときには本当に嬉しくなります。

これは私の性格かもしれませんが、なにごとも攻略手順を考えるのが楽しいのです。テレビ局のスタジオなど、仕事先へ車で移動するときも、首都高速道路の最速ルートの選び方や「いちばんスムーズな車線変更」などをつい考えてしまいます。

大人気アーティスト「調子がむしろ上がってる」

またある日のこと。「今から現場に来られますか?」と知り合いからのオファーが入りました。

なんでも大人気アーティストのメンバーが、ライブ中に脚を故障したとのことなのです。

関係者からヘルプコールがあって駆けつけたものの、過酷なスケジュールを過ごしている人気者たちなので、私にもらえた時間はわずか10分足らずでした。ライブはその後も何日か続くので、「何かをやっても意味がない」「痛みを我慢してライブするか、彼だけ欠席するしかない」と見ていた関係者も多かったと思います。

ですが私は、**その子の体をスキャニングして、すぐに状況を把握できました。**

短い時間でしたがきちんと施術したことによって、そのメンバーはすぐに良くなり、なんならライブが続くごとに調子が上がったようでした。最後のほうはステージ上で飛び跳ね、ライブを楽しんでいました。

flumpool山村隆太さん「ついに……ここまで歌えた!!」

いったいなぜ、カラダ認知のズレが起こるのか。

なぜ体の**自己対話**ができないのか。

それは世に出回る情報が多すぎるからかもしれません。結果、安易にそれを選び取ってしまうというわけです。ＳＮＳなども含めると膨大な情報があふれていますから。

今、自分の体が調子が悪いのか、良いのかすらわからない。あなたはいったいどちらでしょうか。

普段動いている人は「もっと動けるようになりたい」と願っているでしょう。はたまた運動不足の人は将来への危機感を覚えて手に取ってくれたのかもしれません。

そのどちらにも「良い常態」は必要です。

「認知のズレ」の中でも多いのは「過去と比べすぎて、今の自分と向き合っていない」という傾向です。

たとえば一流の歌手の場合。うまく歌えなくなって僕のところに来る人は、「あのときの歌い方に戻りたい」「この発声方法が昔から自分に合っている」などとお話しくださいます。

けれど、体は以前の良かった状態から変わっているはず。その変わっている体で同じように歌おうとするからズレが起きて歌えなくなっているのであって、まずは体の状態を戻すこと、そしてその体にベストな発声方法を探すべきなのです。僕は伴走して、そのお手伝いをしているだけです。

flumpoolの山村隆太さんも最初はそうでした。

ですが、本当に声が出なくなって活動を休止されてから、意識を完全に切り替えていらっしゃいました。その間も私は、ずっと付き添ってきました。

世田谷区にある地下のスタジオで試行錯誤をしながら、声が出なかった音域が「ついに歌えた！」その瞬間は今も鮮明に覚えています。

そこにいたメンバーみんな、男泣きをしました。

余談ですが、その日の帰りに三軒茶屋を歩いていたとき、さっきまで一緒にいた山村さんから電話がありました。

「どうしたんですか？」と聞くと、改めてお礼を言ってくださいました。

そして、「今日はなんの日か知っていますか？」と質問されたんです。

いろいろ考えたけれど思い出せません。

すると彼がゆっくりと、教えてくれました。

「1年前の2017年12月6日。僕たちflumpoolが活動休止を発表した日です」

もちろん偶然なのですが、これはもう**「神様が歌っていいよと言っている」**としか思えませんでした。電話越しに、山村さんもそう感じて力がみなぎっているのが伝わってきました。僕の気のせいかもしれませんが、いくぶんか声が震えていたように感じました。

競泳オリンピック代表 平井瑞希《みずき》さん
「これくらいのタイムになるだろう」

アーティストだけではありません。トップアスリートの多くも認識がズレています。たしかに彼らの身体能力は並外れて高い。けれども、自分の体の状態をうまく言語化できる人はほとんどいません。つまり自己対話ができている人は驚くほど少ないものです。

そんな中で「自己対話がなんて上手なんだ」と驚嘆したのは**格闘家の角田信朗《かくだのぶあき》さん。**

以前、テレビで「ふくらはぎが張ってくると、そのあと腰に不調がくるんだ」と話されていて、さすが角田さんと感銘を受けたことがあります。体の細部の反応に気づき言語化までできているのは、自己対話が上手な証拠です。

水泳選手でもすごい人がいます。

高校生ながら2024夏季パリオリンピックの**日本代表に選ばれた平井瑞希《みずき》さん。**あの池江璃花子選手より速いタイムでゴールしたという、とんでもない高校生です。

じつは彼女は**ボディプリパレーション**の実践者です。

2007年生まれの彼女は4歳のときに水泳を始め、12歳からお父様のサポートを受けて体との対話を続けてきました。というのも、僕は5年前に彼女のお父様と出会って、ボディプリパレーションの真髄をお伝えしてきたのです。ですから、彼女はレース前に「ヒザふるふる」(58ページ)や「指ひっぱり」(147ページ)をやって本番に備えていたりします。

平井選手が強い理由は、試合本番での好不調の波がほとんどないからです。自分の体のことが完全に把握できているのです。

レース中も「ライバルとの戦い」ではなく「**自分の体との対話**」を意識しているそうです。

――今の自分はこんな状態だから、こうやって体を動かしていけば、これくらいのタイムになる――

と、常に俯瞰的に自分の体を把握できているのです。

アスリートにとっての**最高のパフォーマンス**とは、いったいなんでしょうか。

それは、練習してきたことを「本番で100%出せる」ということに尽きます。その点で平井選手は好不調が少ない、最高のアスリートといえるのです。

今、あなたの体の〝充電〟は何%か?

では、本書のボディプリパレーションが大切にしていることとはいったい何か。私は4つの原則を大事にしています。

1つめは、**手軽にできること**。
いつでも、誰でも、どこでも。道具も準備もなしで、タダで実践できること。
これはもう必須条件です。

2つめは、**「やった感」があること**。
1つめの「手軽にできること」という条件と、矛盾するようですがそんなことはありません。「手軽さ」も「やった感」も、どちらも同時に満たしたい。欲張りで、いいんです。

3つめは、**速効性があること**。

1章でもお話ししましたが、スピードこそ命です。手持ちの時間は限られていますから。速効性を実感することで、体を動かすこと自体が好きになれるし、モチベーションも維持できます。

4つめは、**予防的であること**。

症状や不快感は、疲労の蓄積によって引き起こされることが多いもの。だから疲労がたまらないよう、こまめに体を整えておくというわけです。

予防に勝る健康法はありません。トラブルが起こる前にフライングして常態を整え「不調をきたすわけがない体」にしておけばよいのです。

「1日の行動で、自分の体はどれだけダメージを受けているのか」

そもそも日常生活を送るだけでも体の「充電」は減っていきます。

最高の状態を「100%」としましょう。呼吸をして、最低限の生命活動をしているだけでも、疲労は蓄積します。「充電」は減りこそすれ、よほどのことがない限り、増えはしません。それに加えてなんらかの作業をすれば、「充電」はどんどん目減りしていきます。

たとえば、こんな1日を想像してみてください。

◎朝にスマホでメールチェック　**マイナス2%**
◎朝ごはんの準備　**マイナス3%**
◎朝ごはんの食器の後片づけ　**マイナス2%**

◎洗濯　**マイナス5％**
◎通勤・通学　**マイナス10％**
◎自宅・職場・学校でパソコンやスマホでの作業　**マイナス10％**

こんな要領で減点していくと、お昼までにもう30％以上もマイナスになってしまいます。もちろん「充電」がプラスになることもありますが、午後にはまたグッと減っているでしょう。

昼食後も仕事を続けると、体の持ち点は減る一方。50％を切るあたりになると、体からついに「目が疲れた」「肩がこった」「腰が痛い」などの**SOSサイン**が発信され始めます。

たいていの場合、そのときにはじめて目を休めてみたり、休憩をとったり、ストレッチをしたりするわけです。

でもそれくらいのことで、充電が「１００％」まで突然復活できるわけがありません。**回復しても、せいぜい60～70％まででしょう。**

お風呂に入浴剤を入れて、セルフケアをしているつもりでも、過去のベストだった「100%」に復活することはもうできない。

つまり自分の「最高の状態」の数値は、ゆるやかに、でも確実に落ちていく。

そしてまた、同じようなサイクルの日々が繰り返されるのです。

すると良くも悪くも、痛みや疲労に体が慣れていきます。

続いて「SOSを発するライン」が徐々に下がっていきます。

やがては「30%以下」にまで下がらないとSOSサインが出ない、そんな負のループに陥っていきます。そこまでくると、どれだけゆっくりお風呂に浸かっても「50%」程度しか回復できない体になってしまいます。

つまり、本人に「疲れた」という自覚がなくても、**じつは体は疲れているんです。**

私たちの体や脳が〝頑張り屋〟であるおかげで、疲労を感じる「お疲れセンサー」まで麻痺して「大丈夫」と誤解しているだけなのです。

「体がＳＯＳサインを出す必要がなくなった」

では、どうすればいいのか。

体の叫びに気づくことができたなら、普段の暮らしを改善して「**ＳＯＳサインを出さない体**」になればいいのです。

正確にいうなら、「ＳＯＳが必要になる前の常態に引き戻せる人」を目指しましょう。しかもそれは、みなさんが想像するより、はるかに容易に達成できるのです。

たとえていうと、体のバッテリー残量が常に「**80％以上であること**」。

それが私がトップアスリートや一流歌手、あるいは一般の生徒さんたちに教えている「**常態**」です。

もちろん、この「80％」という数値は主観でＯＫ。「今日の自分は１００％だ」「最近、60％の日が続いている」など、感覚でわかるはずです。

とはいえ仕事中にお風呂に入ったり、横になって休んだり、というのは現実的な話ではありません。でも、私がお伝えしているボディシェイク、通称「ふるふる」をやると同じような効果を得られるのです。

そのような「フル充電状態に戻す手立て」をいくつも持っている人は、強いもの。人生に立ち向かいやすくなります。

ボディプリパレーションも、そんな手立てのひとつです。

たとえば、朝の通勤・通学や家事が終わったタイミングで58ページの「ヒザふるふる」を行いましょう。これで筋肉的にはプラス2~3%くらいにはなるはずです。

次に、パソコン作業やスマホでの通知・メッセージチェックが終わったら、あるいは洗濯や買い出しなど次の家事が終わったら。今度は「**腕ふるふる 最強版**」を試してみましょう。これにより、腕や肩まわりの筋肉はいきなりプラス5~10%くらいになるかもしれません。

①腕の外側の筋肉をつかむ

まず、腕の外側にある筋肉を、手でがっしりとつかみます。上腕二頭筋や上腕三頭筋のあたりです。腕の力こぶの筋肉には親指をかけて、外側の筋肉には残りの4本指をかけるイメージです。

そしてギュッと力を入れて、筋肉を固定してあげる。痛いほど握る必要はありませんが、かといって力が弱いと筋肉が動いてしまいます。お肉が骨からちょっと持ち上がるぐらいの力加減です。

②腕をふるふると回し、骨もグルグルと回す

二の腕のお肉を手で止めた状態で、次は手のひらをでんでん太鼓のようにぶるぶると回します。10秒ほど。

このとき大切なのは腕の骨もグルグルと回している感覚です。そうすると、パソコンやスマホ作業でガチガチになっていた腕や肩まわりの筋肉が、スッキリとほぐれていきます。

腕ふるふる 最強版

肩こりがひどいときやパソコン作業で疲れたとき、
じつは二の腕の筋肉と骨が癒着しかけている。内部の骨だけを
回すことで、肩まわりが一気にスイスイ上がるようになる。

1 腕の外側をつかむ

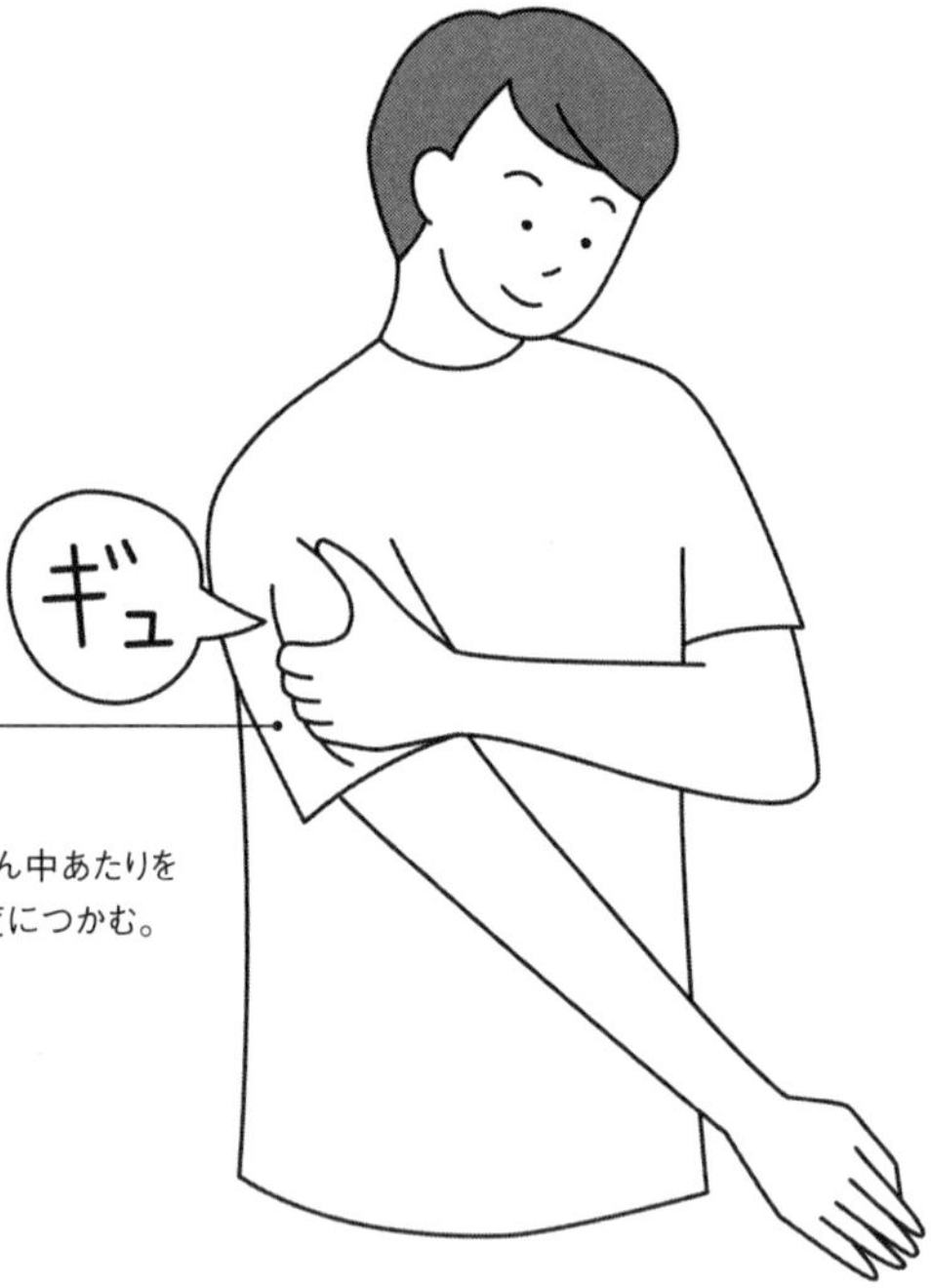

二の腕の真ん中あたりを
痛くない程度につかむ。

2 手首をふるふる回す

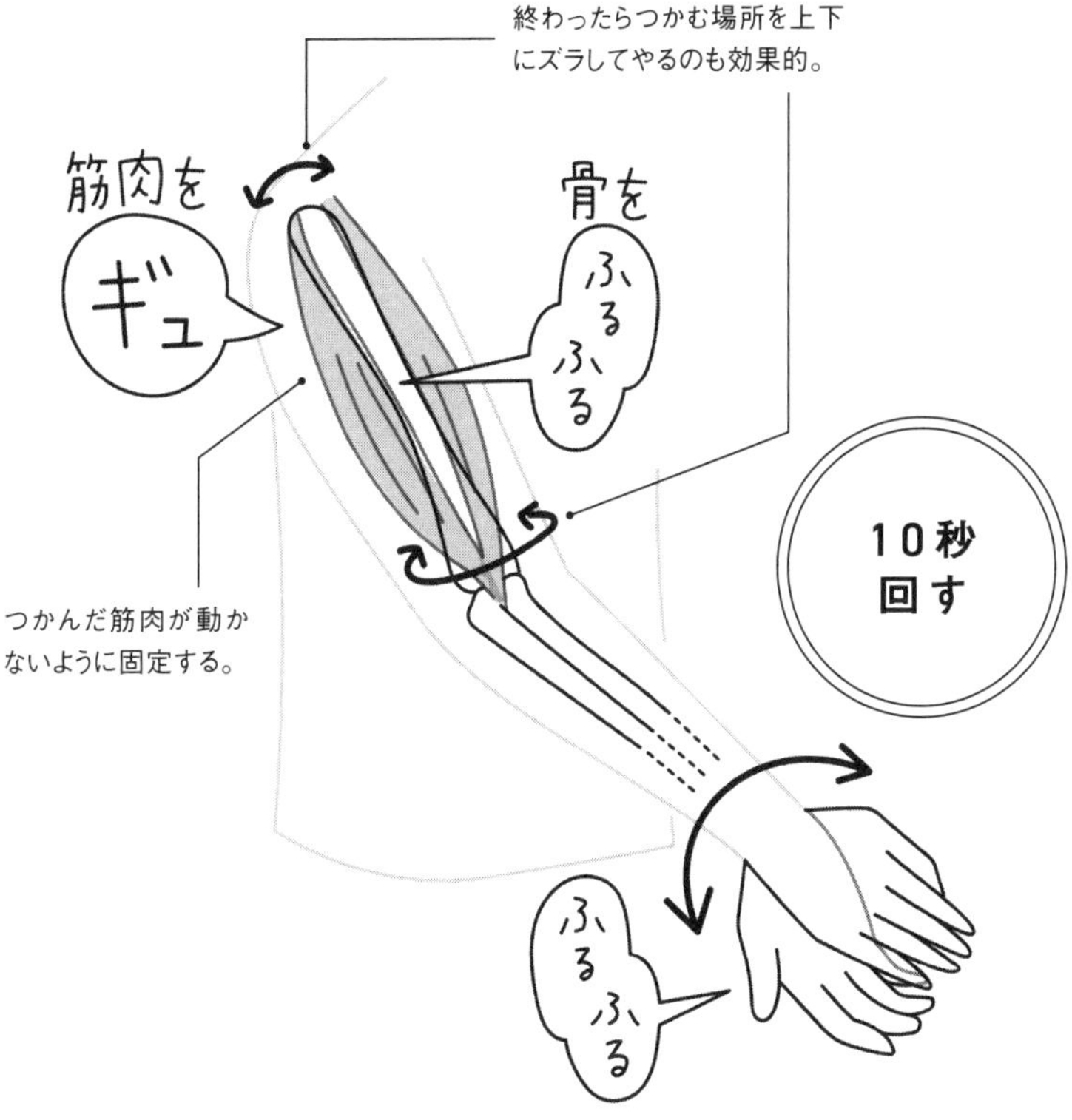
終わったらつかむ場所を上下にズラしてやるのも効果的。
筋肉を
ギュ
骨を
ふるふる
10秒回す
つかんだ筋肉が動かないように固定する。
ふるふる

主な効能

○肩こりや「肩が上がらない」という悩みが改善する
○「ドライヤーを持つ」などの日常動作がラクになる
○腕を使う運動能力が上がる　など

③つかむ場所を上下にズラして、またふるふるする

今度は腕のちょっと上のほうをつかんでみたり、下のほうをつかんでみたり。つかむ場所を変えて、同じようにふるふると腕を回しましょう。それぞれ10往復ほど。終わったら肩を回してみてください。驚くほど肩が上がりやすく、軽く感じていただけるのではないでしょうか。

今やってもらった「腕ふるふる 最強版」は、生徒さんたちにも非常に好評で、40代男性などは「想像以上に肩が軽くなっていて、腕を回したとき後ろに倒れそうになった」と驚いていました。

第4章でお伝えしますが、現代人の腕・肩は内旋していきがちです。原因はもちろん日常的にパソコンやスマホを触っているから。かといって、それらをすべて放棄するわけにはいきませんので、ちょこちょこと「腕ふるふる」で回復させましょう。

30分くらいパソコン作業をして、体がマイナス5%になったとしたら。**30秒くらい「腕ふるふる」を行って、体に5%をプラスしましょう。**

慣れてくれば無意識にボディシェイクをできるようになり、いつも80%以上の「良い常態」を続けることができるはずです。

世界新記録、準グランプリ一層輝き始めた人たち

「**世界新記録**を出せました」

ある競泳選手から、このニュースを聞いたときはさすがに驚きました。

日本トップクラスの20代男性選手です。ボディプリパレーションを取り入れた10日

後に、**世界新記録を叩き出してしまったのです。**

彼はいつもの練習に加えて、第3章で紹介する「黒目・胸上げ呼吸」を取り入れてくれました。それから2日に1回実践しただけで、自己ベストを更新しただけでなく、一気に全国大会で世界新を記録したのです。

じつはこれは、アスリートに限った話ではありません。

一般の方々にも、ボディプリパレーションを取り入れたあと圧倒的にパフォーマンスが上がり、ワンランク上のステージへ進んでいる人たちがいます。

本書を手に取ってくださったあなたも、きっと「小さな変化」を期待していらっしゃることかと思います。

人間の活動の〝土壌〟である「良い常態」を整えられれば、必ず「小さな芽」が出始めて、いずれ大きな変化を生んでいきます。まずは「良い常態」を共につくっていきましょう。

① 鈴木多美子さん（60代）

「赤いちゃんちゃんこではなく赤いビキニを着たい」

生徒のおひとり、鈴木多美子さん。

彼女は50歳まで「学校の授業以外」で運動をしたことがありませんでした。普通の事務職をしながら夫、息子と暮らす、いたって普通の女性でした。

ですがなんと59歳のとき、日本でいちばんの肉体美を決める大会、ベストボディジャパン2021日本大会のプラチナクラスで準グランプリを獲得したのです。

その動機は「面倒なことに取り組むのが苦手なわが子」に、「苦手なことでもコツコツやれば結果は出るよ」と、背中を見せて伝えたかったから。

多美子さんにとっての「苦手なこと」とは、運動でした。

それから多美子さんは一念発起し、習慣としての運動をスタートさせます。開始当初はハードなトレーニングを行っていました。しかし、なんと腰を痛めてしまったのです。

「いったいどうしよう」とさまざまな情報を集めるうちに、私たちの組織のボディプリパレーション講師と出会うことができました。そして、そこからの学びを通して「ストレスをためない大切さ」と、その効果に気づかれました。

「年齢的に無理のない体づくりを取り入れたい」

そんな思いから、ずっと念願だった読者モデルに応募、見事採用されて、その活動を始めることもできました。

やがて多美子さんは「より大きな目標」への挑戦を考え始めます。

数年先の還暦も意識するようになり、「赤いちゃんちゃんこではなく、赤いビキニが似合う体になりたい」という目標を掲げます。その結果、「体の声を聞く体づくり」によって、「美しい体」という称号を手に入れました。

素晴らしいのは、その後も良い「常態」を無理なくキープできていること。ストレスや怪我などで離脱することもなく、「体の声を聞く体づくり」を心から楽しみ続けています。

この多美子さんのように、その人に合ったやり方や取り入れ方で、自分の体との対話が増えると「自分の体を、より大切にしよう」と自然に思えます。

「何より、活力あふれる朝を迎えられるのが私は好きです」

今も多美子さんの笑顔には、穏やかさと自信、そして輝きが満ちています。

②県立岐阜商業高校の生徒さんたち
「集中力がアップして、ミスも減りました」

岐阜にある県立岐阜商業高校でも、ボディプリパレーションは好評でした。

この高校の簿記部は、簿記界屈指の強豪部。「全国高等学校簿記競技大会全国大会」において、20年間で17回も優勝しています。

部員たちは、早朝も放課後も土日も、常に簿記に向き合っています。

そんな彼らに指導をしたところ「**集中力がアップし、ミスが減った**」と顧問の先生から好評をいただきました。

何より、印象的だったのは「部員の表情の変化」だったとか。「楽しみながら、こんなにやる気にあふれた姿勢で簿記に臨んでいる部員たちを見たのははじめて」と熱く語ってくださいました。

このようにボディプリパレーションでは成果はもちろん、モチベーションまで高めることができるのです。

またこれは後日談ですが、簿記部での評判が同校バレー部にも伝わり、そこでもボディプリパレーションが採用されることに。

結果、バレー部は「春高バレー」にも出場。ジャイアントキリングをするような大活躍を見せてくれました。

③永井産婦人科病院
「出産や医療の現場でも、必要とされています」

永井産婦人科病院（東京都立川市）では、産前から出産・産後のサポートにボディプリパレーションの手法を取り入れています。

妊娠中はお腹が大きくなり、身体のバランスが崩れて筋力も落ちるため、反り腰・

猫背になりやすいものです。これにより腰痛や骨盤痛、肩こりなどの不調を招くだけでなく、呼吸もしづらい身体になってしまい、出産やその後の産後の生活に影響を及ぼします。

そのため「妊娠中から出産・産後に向けた身体の準備をすることが大切」と伝えて、ボディプリパレーションの手法を活用して出産準備のサポートをしています。

その1つが「**目を上に向けること**」です。

目を上に向けると、体幹の筋肉に力が入りやすくなり、**反り腰や猫背の予防・改善**につながります。

猫背や反り腰を予防・改善するためのエクササイズはいろいろ存在しますが、妊婦さんはお腹が大きくてうまくできないこともあり、結果的に不調を悪化させてしまったりすることも。しかし「目を上に向ける」方法は①**短時間で、**②**簡単に、**③**妊婦さんでも安全に身体のケアができる**ので、好評を得ています。

「たったこれだけで、体は変わるんですね」
「簡単なので、無理なくできます」
「こんなに短時間でよいのなら、産後の大変な時期でも続けられそうです」

とはいえ、いざ赤ちゃんを出産する場面になると、助産師さんは声のかけ方を変えます。「お腹の赤ちゃんのほうを見て」「私のほう（寝ている妊婦の足のほうにいる助産師）を見て」と下を見るよう促します。**目を下に向けると、内ももや骨盤底に力が入らず、出産に適した脱力状態になる**からです。

このようにボディプリパレーションを活用することで、場面に応じて必要なパフォーマンスを最大限に発揮できます。

詳しくは第3章でもお伝えしますが、うつ病の患者さんに医師が「上を向いて歩きましょう」と指導することにも通じます。

伏し目がち、下向きがちだと、全体的に筋肉が活動的にはならず、体に力が入りま

せん。ですから、頑張りたいときに「上を向くこと」は本当に大切なのです

ダイエットが下手な人ほど伸びしろが大きい

今ご紹介したケースは、みなさん「自分の体と正直に対話しただけ」で、めきめきと体に変化を起こしていった方々です。

でもみなさん、正直、こうも思っていますよね。

「自分の体のことは、自分がいちばんわかっている」

だから、今の感覚のままでいいだろう、と。

そのお気持ち、よくわかります。かくいう私自身も、最初から「自分にとってのベスト」を選び続けてこられたわけではありません。

良かれと思って実践したことが、「自分にはじつはミスマッチ」ということは苦い経験としてあったのです。

「怪我はつきものって……その前提がおかしくないか？」

たとえば大学時代。私は本気で柔道に取り組んでいました。

試合に勝ちたい一心で、がむしゃらに**筋トレ**をしていた時期があります。ベンチプレスや、バーベルなどの重量を上げ続け、数カ月でムキムキの体格に改造することができました。

「確実に強くなれた」

そう思った頃に、必ずといってよいほどやらかしてしまうのが、怪我！ そして筋肉増強→怪我→筋肉増強という謎のループに突入。ところが周囲は「怪我はつきもの」と慰めてくれるものの、前向きな解決法までは教えてくれませんでした。

拭えない違和感。

怪我を「努力した結果」と認める風潮は、どこかおかしいと感じ始めていました。

でも当時の自分は知識も気づきも経験値も乏しかったので、きっとそうなのだろうと納得させていたのです。

結果的に、**常に〝故障気味〟の選手**になっていました。

「体質に合っていないダイエットは、逆に太ってしまう」

また、減量のためのダイエットでも暴走していました。

柔道をはじめ、体重別の階級が設けられている格闘技は、地獄のような減量との戦いを強いられます。

トレーニングして筋肉をつけるほど体重が増え、階級が上がってしまうからです。

逆に、減量してもともとの体重の階級に認定されれば、パワーがある分だけ有利に戦えることになります。

ですから、**痩せると聞いた方法は「すべて試した」**といっていいほど。手首を怪我して運動ができない時期は、1gでも減量したくて髪まで剃りました。やっていないのは、脂肪吸引手術くらいだと思います。

そんな僕だからダイエットの「カラダ認知のズレ」も、痛いほど理解しています。食事制限の方法も、ミスマッチかつ持続不可能なものばかり。あのときの自分に説教してやりたいくらいです。だからこそ、今「痩せたい」という人に真摯に向き合えているのでしょう。


炭水化物ダイエットといっても、効く人とそうでない人がいる。

コーヒーを飲んで痩せる人がいれば、そうでない人もいる。

「きちんと食べること」で痩せる人がいれば、そうでない人もいる。

それが自分にフィットするかどうか、自分の体で実験していく。そんな時間が必須なんです。

その頃の私がボディプリパレーションのような本質に気づけていたら、「もっと良い成績を残せたかもしれない」という一抹の悔しさは残っています。

「体への打ち手が多いほど、痩せる成功率も高まる」

ダイエットのような「なにか」に成功したいとき。

「打ち手」の選択肢は多いほうがいいに決まっています。

「打ち手」とは、交渉時に使うカード（条件）のようなもの。

成功したければ、カードは多いほうが絶対有利だし、ラクですから。

「打ち手」の選択肢を広げるため、認知のズレを解消したり、認知を拡大したりできるよう促し、導いていく。それが今の私の役割です。

「打ち手」については、そのときに即、使わなくてもいいんです。心の引き出しにしまっておく。そしてピンチのときに取り出す。

そんな〝備え〟ができる人ほど最強です。

それこそまさに体の備え、ボディプリパレーションです。


柔道を引退した私は、専門の勉強や最前線での臨床経験を経て、自分との対話の大切さに気づき、「カラダ認知のズレ」の修正ができるようになりました。

「次は、あなたの番。本当のあなたは、もっとすごい」


人は誰ひとりとして〝同じ〟ではありません。

ですから「自分がいちばん」「自分が心地良くあることがいちばん」。

まずはそう捉えてみてください。他人や「標準値」などと自分を比べず、自分の感覚、五感を尊重してフル活用し、体の声を〝聞く〟よう努めてください。

人が本来備えている五感を、しっかり取り戻せば、自律神経が整います。
すると体が求めているものがわかるようになり、自分になにが必要か見えてきます。
そこからボディプリパレーションを行うと、体の各機能が驚くほどアップします。

ボディプリパレーションの特徴は、**非常に簡単なことをやっているように見えるのに、体には劇的な変化が訪れる点です。**

場合によっては遊んでいるだけのように見えるかもしれません。ですが、その変化は本物です。

第3章

スイスイと
動かしたくなる首

目はいちばん進化した器官

3章からは、周囲の方々が「魔法」とまで称してくれた最大の理由ともいうべき考え方をお伝えしていきます。

それは「**目**」という、ごく日常的にお世話になっている感覚器を通し、関係が深いポイントに好影響を与えていくという考え方です。

「目なんて、毎日酷使している。これ以上、目を使うなんて負担をかけすぎだろう」

そんな声も聞こえてきそうです。でもそれって、誰もがハマりがちな誤解なんです。

目をよく使う人ほど「スマホ寄り目」になっている

専門的な話になりますが、

①対象物を見つめるときに使う目の神経
②眼球をグルグルと動かす際に使う目の神経

この2つは、異なる神経回路になります。

現代人は、確実に①を酷使しすぎ。デジタル機器の高度な発達により「見つめる」作業は昔よりも格段に増えています。

でも②「目をグルグルと動かすような眼球運動」の瞬間は、それと反比例するかのように減っているはずなのです。

その大きな理由は、**朝から晩まで「見つめる作業」に追われているから。**

スマホの通知は気になるわ、メールも早く返さなきゃいけないわ、ドラマ配信の続きも気になるわ、SNSもチェックしなきゃいけないわ……。

寸暇を惜しんで文字や画像を見つめたいわけですから「目をそれ以外のことに使う」なんて、考えたこともない、という人が大半でしょう。

しかし、私たちの祖先の暮らしを想像してみてください。

何人かで狩りを行う際、人々は「**黒目の動き**」で静かなコミュニケーションをとっていたといいます。黒目を動かすことで、狩りのターゲットに気づかれず、「獲物が左に行ったぞ」「わかった」などと伝え合っていたわけです。

現代に生きる私たちは、「黒目を動かす」ための筋肉をあまりに使わなくなってしまい、それにまつわる弊害すら起こってきています。

その代表例は、眼球運動に関係している神経でしょう。最近はスマホを凝視し続けるあまり、目がガチガチでスムーズに動かせない人がたくさんいます。私はその状態を「**スマホ寄り目**」と呼んでいます。

人の体はよくできています。本来備わっている器官や部位、機能でも、使わなくなった途端に、調子が乱れたり、劣化したり、衰退していきます。

それは実際に「廃用症候群」という言葉があるくらい、リアルな話。

「使わなくなること」との**トレードオフ（引き換え）**として、あらゆる「不調」が全身のいたるところに出てきてしまうのかもしれません。なんとも皮肉な話です。

でも、だからこそ意識的に「黒目を動かす」だけで、関連する体の部位を活性化させることができます。

じつは本書でお伝えしている「ボディプリパレーション」の真骨頂は、まさにこの点にあります。

「ボディプリパレーション」は、現代人が失ってしまっている感覚、つまり、**野生的な身体感覚を取り戻すためのアクション**といえます。

それゆえ、従来のストレッチやエクササイズにはなかった観点から、体に刺激を入れています。

次ページの「黒目」を動かすアクションはまさにその代表格。かつて、人間がフル活用していた、そして今も潜在的に持っている身体機能を引き出したいのです。

「黒目ふるふる」で首がスイスイ回る

では実際にエクササイズとして「**黒目ふるふる**」をやってみましょう。椅子に座った姿勢で、ちょっと試してみてください。

と、その前にひとつ、お願いです。

その効果を実感していただくため、ビフォー&アフターの「モニタリング」(測定)も2種類行いましょう。

自分の現状や効果を正しく把握するために、ビフォー(前)で頑張りすぎることのないようにしてくださいね。

モニタリングの方法

まずはひとつめ。椅子に座ってください。足先は着地しなくてもかまいません。胸や肩などの上体は動かないようにして、顔だけを左右に動かしてみてください。「**顔がどれくらい動いているか**」首の可動域を確認しましょう。

ふたつめ。両腕を目の前に伸ばし、両方の手のひらを合わせます。そのまま両手を右方向に、ゆっくり水平に動かします。

そして、「**指先がどこを指しているか**」目視で確認しましょう。

確認の際は、細かい範囲で、ピンポイントで具体的に観察します。「観葉植物が置いてある地点」、「部屋の柱がある地点」、「本棚の左端」。

注意点があります。腕を水平に動かすとき、目・首・手は正面にまっすぐ一直線になるように。無理にひねったりするのはNGです。

①目を水平に動かす

さて、ここからが本編です。

椅子に腰かけたそのままの姿勢で、一方の手（左右どちらでも可）でにぎりこぶしを

黒目ふるふる

黒目を動かすことが〝呼び水〟となり、体の各機能が向上する。
眼球運動には3本もの脳神経が関係しているため、
脳の活性化へも導ける。

1 正面から横へとこぶしを動かし、目だけで追う

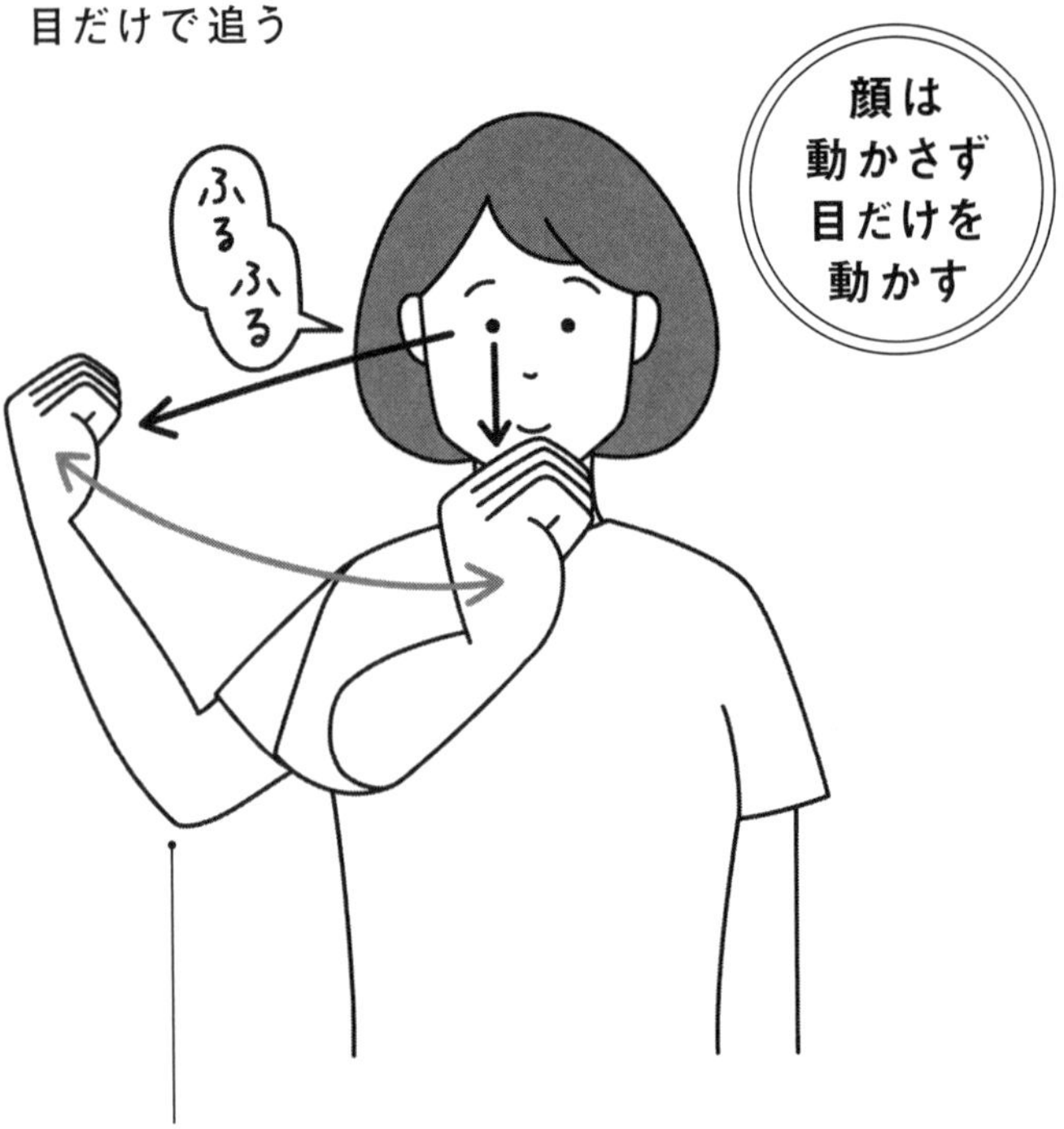

顔の正面でにぎりこぶしをつくり、ゆっくりと左右に動かす。3往復ほどこぶしを動かし、それを目線だけで追う。

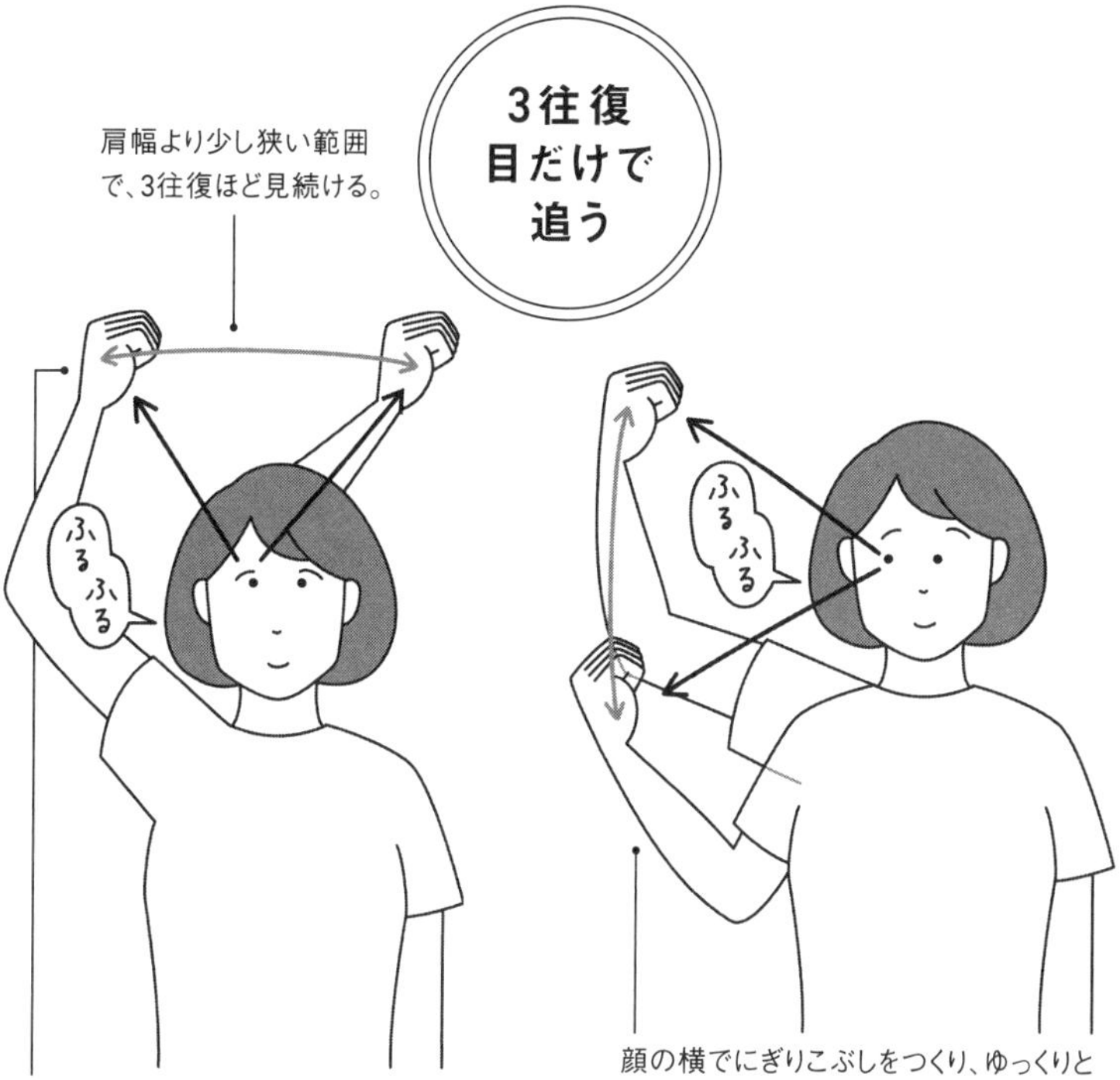
3往復
目だけで
追う
肩幅より少し狭い範囲
で、3往復ほど見続ける。
ふるふる
ふるふる

顔の横でにぎりこぶしをつくり、ゆっくりと上下に動かす。3往復ほど動かし、それを目線だけで追う。体に力が入らないように、呼吸はしっかりと続けて脱力する。

2 顔の横でこぶしを上下に動かし、目だけで追う

頭上で、にぎりこぶしを片手でつくる。にぎりこぶしをゆっくりと左右に動かし、「目線だけ」でこぶしを追いかける。

3 頭上のこぶしを左右に動かし、目だけで追う

主な効能

- ○疲労回復効果が高まり、首こり・肩こりなどが軽減する
- ○呼吸の質が高まるなど、心肺の機能がアップ
- ○モチベーションや集中力がアップする　など

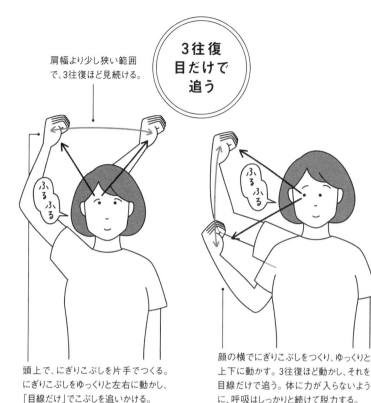

つくります。そのにぎりこぶしを水平（ヨコ）に動かし、それを目で追う。にぎりこぶしを水平に、眼前から右方向へゆっくり移動させ、また眼前に戻します。このような動きを3往復。それを、目で追ってください。このとき、顔の真横である「耳よりも少し前側」まで目で追います。

注意してほしいのは、ほぼ8〜9割の人が「顔も動かしてしまうこと」。効果がなくなるので、顔を動かしてはいけません。「動かすのは目だけ」というのが絶対のルールです。鏡の前で行うと、いかに自然と顔までつられて動いてしまうかがおわかりになると思います。

②目を上下に動かす

次は、目を上下に動かしましょう。
今度もにぎりこぶしを自分の右側でつくります。
それを垂直に、上方向へゆっくり上げたら、次は下方向にゆっくり下ろします。

真横は見えませんので、耳よりも少し前側くらいで、にぎりこぶしを垂直に上げ下げします。

このような動きを3往復、目だけで追いましょう。


じつはこれ、マジメにやるとなかなかしんどいです。にぎりこぶしが目から離れるにつれ、眼筋への刺激はアップ。目がピクピクとするのがわかる人も多いでしょう。「いつものラクな範囲に戻ろう」と、黒目が拮抗する動きです。

普段まったく使っていない筋肉や神経を使った眼球運動なので、ほとんどの人はキツいと思います。

最初は違和感があるかもしれませんが「使っていないからこそツラいんだ」と捉えてやってみてください。

ときどき、気分が悪くなってしまう方もいるので、そうなったらすぐにやめること。再び行うとしても、自分の体が大丈夫な範囲内で行いましょう。

それでは、「アフター」の計測です。

前でご紹介した2つのモニタリングを、再び行ってみましょう。そして、「ビフォー」と比べてください。

見える範囲が広がっている、つまり首や胸、肩をねじる可動域が広がっていませんか？

ほんのわずかでも広がっていたら大成功。実際、私はこの「黒目ふるふる」を数百人にお伝えしてきましたが、成功率はかなり高いです。個人差はありますが、ほぼ全員の首の可動域が広がりました。

オフィスでは「目をつぶって」「1秒間」でもOK

これらの「黒目ふるふる」は、外出先でも、人がいるところでも、完全にバレずに行えます。まぶたを閉じて、黒目をひそかに動かせばいいんです。

私はこれを「**こっそり黒目ふるふる**」と呼んでいます。

「何回動かしてやろう」「何往復させよう」なんて、こだわる必要もありません。

ミーティング前の会議室で、深呼吸するふりをして、「こっそり黒目ふるふる」。

満員電車の中で座れたら、「こっそり黒目ふるふる」。

タクシーに飛び乗って行先を告げたら、メールチェックを始める前に、「こっそり黒目ふるふる」。

次の行動に、ポジティブな気持ちでとりかかれること、うけあいです。

この気持ちよさは、やみつきになります。

一流アーティストもやっている呼吸法

「目が下がると胸も下がる」

「目を上げると胸も上がる」

そんな関係が存在します。やや専門的な話になりますが、ここでいう「胸」とは呼吸に大きく関わる「胸骨」を指します。ここでは、目の動きが胸骨の動き（位置）の呼び水になると考えてください。

胸骨とは、胸の前面の真ん中にある縦長の大きな板状の骨です。心臓や肺など命に関わる大事な臓器を、まるで鎧のように守っています。

「胸板が厚い」「鳩胸」などと言われる人などは、胸骨が上がって、胸がグッと張っている人ということです。

なぜか声が出なかったり、うまく歌えない、うまくパフォーマンスができないというアーティストは、必ずといっていいほど胸骨全体が落ち込んでいます。

反対に、声がよく出てうまく歌えるアーティストは、胸骨が絶対に張っています。

だから私も、胸骨を上げるプログラムをつくって、一流アーティストのみなさんにライブやレコーディングの前のメンテナンスで実践してもらっています。

やり方は簡単です。あなたも今すぐ試してみてください。仰向けになっていても、立っていてもできますから。

名付けて**「黒目・胸上げ呼吸」**です。

まず目線だけを上に上げます。あごを持ち上げて天を仰ぐのではなく「目だけ動かす点」に注意してください。そのままの状態で片手でにぎりこぶしをつくり、頭上でヨコ（平行）に動かし、目でそれを追います。114ページの「黒目ふるふる」を行って呼吸する、と考えればOKです。

「それだけ？」と驚かれるかもしれませんが、本当にこの動きだけで胸骨はひとりでに高い位置へと上がり、呼吸がしやすくなります。意識しにくいとは思いますが、目の動きと胸骨の位置は、連動しているのです。

たとえ話をしてみましょう。自分自身の体を「ペコッと折れた空のペットボトル」

だとイメージしてみてください。折れ曲がっていることにより、そこに入る空気は、どうしても少なくなってしまいますよね。

だから「ペットボトルの折れた部分を、まず元の形に戻す」。

それが、このエクササイズの意味です。

どうでしょう。

10回の深呼吸のあと、呼吸もしやすくなっていることに気づけるはずです。

黒目は、野生本来の能力を秘めている

黒目を動かすことで、いったいなぜ首が動くようになったり、呼吸がしやすくなったりするのか。

ひとことで言うと「目の動きが全身の動きの呼び水になってくれるから」です。

黒目・胸上げ呼吸

姿勢が悪くなると胸骨が理想の位置から下垂し、発声しにくくなっていく。
それを根本的に改善・解消できる正しい胸式呼吸。
仰向けでも、立ってでも、どちらでもOK。

1 頭上を見ながら胸を張るように息を吸い込む

2 胸が下がらないように息を吐く

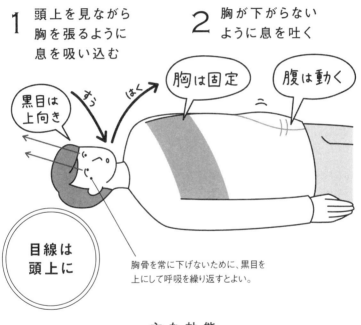

黒目は上向き
すう
はく
胸は固定
腹は動く
目線は頭上に

胸骨を常に下げないために、黒目を上にして呼吸を繰り返すとよい。

主な効能

○胸骨が上がるため、呼吸や発声がしやすくなる
○腹横筋を刺激するのでダイエット効果が期待できる
○自分の感覚や神経に鋭敏になれる　など

野性動物を見るとよくわかりますが、草食系動物は、動く前にじつは必ず目を動かします。

目が動いた方向に、体が動くようにできているのです。人間の赤ちゃんも同じ、寝返りをする際は、寝返る方向に黒目を動かしてから、体をごろんと転がします。

この草食動物の話を広げると……。

もし、目が動いた方向が、他の存在に見えたとしたら。たとえば近くの肉食動物にバレてしまったとしたら。進行方向を予測され、捕らえられることになります。

そんな事態を避けるため、草食動物の目は「黒目の動きがバレない構造」（＝黒目が大きく白目がほぼないつくり）になっています。

ですが「目が黒目と白目に分かれ、なおかつ黒目を動かせる」という能力は、生物の中でも珍しいもの。誇るべき機能です。

多くの文献を調べてみたのですが、人間のほかに「黒目でコミュニケーションがとれる動物」といえば、飼われている犬くらいしかいないそうです。

目は人間の体で「もっとも高度に進化した器官」と呼ばれる理由もわかります。

しかしその優秀さは、じつは諸刃の刃でもあります。

高機能ゆえに、酷使に対する耐性や、使用環境への順応性まで高すぎて……。「サボらない」「無理と言わない」「あきらめない」

少し困るレベルまで、頑張りすぎてしまう。そんな性質を備えています。

たとえば目にまつわる不快感やトラブルは、放置するといつの間にか治っていることがよくあります。それは目が頑張って、回復してくれた結果です。

とはいえ、たかをくくって目を酷使し続けていると、たまった負荷が大爆発。大きな病気になったり、視力が突然悪くなったりすることもあるから要注意です。

また、デスクワークなど近い範囲を見る作業を長く続けるとき。目は、その内部で力をかけて、より近いほうにピントを合わせ続けねばなりません。

いわゆる目の筋肉の**調節作用**です。

「じゃあ、どんどん調節すればいい」と思いますか?

そうなると、目の負担をより増やすことになってしまいます。

調節力は、目と「見たいところ」の距離が近くなればなるほど大きくなります。

そして、目と「見たいところ」の距離が近くなればなるほど、調節反応はにぶり、焦点はズレていってしまいます。

でも目は責任感がすごいんです。それに能力が高く、やる気もあるものだから、張り切って誤差にまで順応しようとする。

眼軸の長さ、つまり眼球の形そのものまで変えようとする。

だから、大事なのは、「見つめる」作業で、目を頑張らせないこと。
それとは別の次元で「眼球運動」を意識的に行うことです。

そのための具体的な方法が、ボディプリパレーションの大きな一角をなす「黒目ふるふる」です。

前出の「筋肉の線維をヨコに揺らす」ふるふるではないものの、眼筋を使って黒目を揺らす点や、普段使っていない箇所へのアプローチという点が共通するため、「ふるふる」という言葉を冠しています。

小学校の成績アップ、難関私立中学にも合格

私はこの「黒目ふるふる」を、芸能界などで活躍している超多忙な人たちにもおす

すめしています。

たとえば全国ツアーで飛び回る歌手には、移動先のホテルで黒目ストレッチをやってから寝てもらうのです。時間にすれば、10秒もかかりません。

「それだけでも寝起きの瞬間の爽快感がまったく違う」と喜ばれています。

「黒目ふるふる」は、誰にだって良い効果をたくさんもたらします。

北海道のとある小学校から依頼を受け、特別プログラムとして「黒目ふるふる」を主としたボディプリパレーションを行ったところ、子どもたちの集中力が一気に上がりました。

定例のテストの平均点がぐんと上がったのが、何よりの証拠です。

授業開始のチャイムと同時に全員がスムーズに着席。

ピシッと準備ができるようにもなりました。

その小学校ではチャイムは30秒間ありました。通常、チャイムが鳴り終わっても「全員着席」というわけにはいかないし、クラス全体がワーワーとにぎやかで、落ち着きなんてありませんでした。

特別プログラムをチャイム時間にやりたくて（やるために）チャイム前に着席。チャイム時間が集中力を上げる準備の時間に変わるのです。

すんなり静かに着席してくれるわ、いい姿勢になるわ、集中力がアップするわ、成績もアップするわで、先生方はもちろん児童の保護者からも大好評でした。

私は、児童たちが自分の体に興味を持ち、面白がりながらボディプリパレーションに取り組んでくれたことが、とっても嬉しかったですね。

また都心部の小学生に、ボディプリパレーションや「黒目ふるふる」の個別指導もよく行ってきました。たとえば中学受験を控えた小学6年生のAちゃんは「黒目ふるふる」などを習慣化し、**有名難関中学に見事合格**しました。

受験塾に通う年代の低年齢化が進む中、Aちゃんが通塾を始めたのは、小学校高学年になってから。

「他のお子さんたちより遅いスタートだけど、大丈夫かしら」

そんな親御さんの心配を跳ね返すかのように、集中力を発揮して勉強を楽しみながら、結果も出してくれました。6年生になってから、追い上げ期の成績の上昇の仕方には、目を見張るものがありました。

誰もが知る人気女子アナウンサーの娘さん、Bちゃんを指導したこともあります。

Bちゃんは、**東京の「女子校御三家」のひとつに合格**。やはり名門中の名門です。

ボディプリパレーションは、児童にも効くといえるでしょう。

「ブロークンイングリッシュでも、強豪国に貢献できた」

勉強ばかりではありません。

日々記録と戦う**トップアスリート**たちからも「この手法を採用して自己記録を更新した」という驚きと喜びの声を、無数にいただいてきました。

自己の限界を追求するスポーツの世界では、結果が明確に表れます。ですからその人のベストを引き出す手段であるボディプリパレーションと親和性が高いのでしょう。水泳、野球、サッカー、ジョッキー、フェンシング、競輪などの選手に寄り添ってきました。

近年は、オリンピック・パラリンピックの選手らによく伴走しています。

強豪オーストラリアの競泳チームに、指導者として呼ばれたときのことです。オーストラリアといえば、イアン・ソープなども輩出した世界有数の競泳大国。そこにもワールドクラスのスター選手がいたらしいのですが、いかんせん海外の選手にはあまり詳しくないので誰が誰だかあまり知らないまま教えていました。

今思うと、豪華すぎる環境（笑）。おかげさまで、そちらも大好評でした。

帰国後、「オンラインでまた教えてほしい」と選手たちからオファーがあったのですが、泣く泣くお断りしました。当時の私は、誰もが知る日本人の競泳選手をサポートしていたからです。そもそも国内でも海外でもライバルとなりうる他の選手は、診ないことにしていました。

もちろんオーストラリアのチームの指導を引き受ける際も「他国のオリンピッククラスは教えない」という条件つき。そういった点について、私は義理堅いというか、筋を通すところがあります。

また**シンガポールの強豪競泳トップチーム**の指導も担当、評判でした。そこに所属していた**金メダリスト**にも絶賛されました。

彼女はなんと2度目の金メダルを目指しているという超一流の実力者でした。

そのチームには2度招かれました。2度目のときには同国に限らずマレーシアやインドネシアといった近隣国の競泳トップコーチも集まっていたから、驚いたものです。
このときは「この種目の選手なら、すでに担当しているオリンピックの選手と競い合うことがない」という理由でお引き受けしました。

昨今、シンガポールはオリンピックなどの国際的なスポーツの舞台で、かつてない躍進を遂げています。国内でもF1、ラグビー、サッカーなどで世界的なイベントの招致や開催を続けています。これらの流れは国策のようです。

グローバルなスポーツ人材の育成に取り組む勢いを肌身で感じられたことに、感謝しかありません。

メダルが増えた。味方も仲間もファンも増えた

もちろんわれらが日本の選手の指導にも、心血を注いできました。東京オリンピックで女子レスリング53kg級の金メダルを獲得した**志土地**《しどち》**(旧姓・向田**《むかいだ》**)真優**《まゆ》選手も、**ボ**

ディプリパレーションを実践してくれたアスリートのひとりです。それまで苦労していた減量が驚くほどラクになり、コンディション調整がスムーズにいったのだとか。

余談ですがオリンピックの決勝で、ラスト20秒ぐらいのときに最大のピンチを迎えたのですが、彼女はクラッチをしながら一生懸命耐えることができました。

その〝我慢の瞬間〟には、ボディプリパレーションのことを一瞬思い出していたと、あとから関係者に聞かされました。

もちろんメダル獲得は選手本人の実力。でもそのうちのたった0・1％でも貢献できたとするなら、発案者としては望外の喜びです。

サッカー選手の指導も経験しました。

Jリーグの関西圏の大人気チームをはじめ、橋本英郎元選手、2019年のクラブワールドカップに出たニューカレドニアのサッカーチーム「**ヤンゲン・スポール**」の選手たちも診たことがあります。

バスケットボールでは、Ｂリーグの「熊本ヴォルターズ」。

水泳では、アトランタ五輪日本代表の**伊藤俊介**選手、ロンドン五輪日本代表のバタフライの選手、東京五輪日本代表の自由形の選手（リレーで出場）。

２０１９～21年の日本カーリング選手権で３連覇を収めた男性選手。

スピードスケートでは平昌五輪日本代表の**渡邉啓太**選手。


ボディプリパレーションは実践面でも学問面でも裏付けのある超強力なメソッドとして、近年じわじわと広まり始めています。

私たちは「ミンディ化」している

ここまで、「黒目ふるふる」を活用して、常態を引き上げ、その人のあるべき理想に近づいてほしい」という話をしてきました。

その反対の例についても、触れておきましょう。

「常態」がとことんダメになるとどうなるか。

たとえば「常態」が「40%」という〝不安定なライン〟を長く下回り続けると、どうなるか。そんなシミュレーションともいうべきお話があるんです。

「このままだと、まぶたが2枚になってしまう」

じつは一流の科学者たちが、西暦3000年の人類の予想図を作成しています。

名前は「ミンディ(MINDY)」。女性の未来人3Dのモデルです。

インターネットで「ミンディ　未来」と検索してみてください。

その見た目は、残念ながら不健康そのもの。

ひどい猫背の前傾姿勢、縮んだ首、直角に曲がったヒジ、不自然に丸まった指……。

そんな不気味なルックスに進化を遂げた理由は、そう、スマホです。

スマホによる、目と脳と指の使いすぎ。

スマホによる、全身や（目以外の）感覚器の使わなさすぎ。

そのトレードオフ（引き換え）として、あらゆる「不調」が全身のいたるところに発露してしまった私たちの姿。そう形容できそうです。

このモデルはアメリカ・カリフォルニア州の国際電話サービスを提供する企業、Toll Free Forwarding の研究者らが作成したものです。

同社の公式サイトによると、ミンディはスマホやコンピュータのブルーライトをカットするための**「第二のまぶた」を持っている**そうです。スマホの長時間使用は、やはりまずいのでしょう。

とはいえ「スマホの使用時間を短くしよう」という方向に世の中が進むのではなく、自衛のための「第二のまぶた」が進化の過程で現れた、というストーリーなのでしょう。仮説にせよ、興味深いところです。

さらにショッキングなことに、同社のサイトをよく読むと、**脳味噌が退化して小さくなっている**のに気づきます。つまり専門家の見立てによると、未来人はビジュアルも中身も誤った方向にしか進化していません。なんとも残念すぎる話ですよね。

実際、私のところには「スマホの操作時間が長すぎるのかな?」と気にするお客さんたちが後を絶ちません。

意外に思われるでしょうが、その中には健康体であるはずのZ世代や30代も多いのです。だから、注意を呼びかけずにおれません。ちょっと気持ちを切り替えて、知識を身につけて、習慣を変えるだけで、現代人でもうんと健康になれますからね。

今からでも間に合います。

手始めに、まずは「黒目ふるふる」でミンディ化を遠ざけましょう。

目と首は密接な関係にある

そもそも、「黒目ふるふる」によって、首の可動域がなぜ広がるのか。首こり、肩こりまでなぜ改善するのか。そのタネ明かしをさせてください。

大きく2つの理由があります。

1つ目の理由は「目の毛様体と首は、自律神経でつながり、連動しているから」。

2つ目の理由は「眼球の動きに関係している〝後頭下筋群〟という筋肉が、首に集中しているから」。

理由① 自律神経へのアプローチ

私たちの目は、「**毛様体**」の筋肉によって、水晶体の厚みを調節し、ピントを合わせています。

そして毛様体の自律神経は、じつは首にもつながっています。ですから目を酷使して毛様体が硬くなると、**その緊張が自律神経を通して首にも伝わり、首こりとなる。**ひいては肩にも伝わり、肩こりとなる。やがて全身にこりや痛みが広がっていく。

そんな密接な関係があります。

それを逆手にとったのが、われらが「黒目ふるふる」です。

使わなさすぎる目（眼球）を適度に動かして毛様体がいい感じにほぐれると、そのゆるみが自律神経を通して首にも伝わり、首こりが軽くなる。ひいては肩にも伝わり、肩こりが軽くなる……。

つまり「目を動かす際の対象物の距離を変えることでアプローチする」という合理的で超省エネな考え方です。

理由② 後頭下筋群へのアプローチ

自律神経より、一層ダイレクトな結びつきも存在します。「後頭下筋群」という、その名のとおり「後頭部と首の付け根の最深部」にある筋肉です。

この後頭下筋群は、眼球の動きをサポートするという役割を担っています。**目を酷使して緊張させると、後頭下筋群もつられて緊張するのです。**

ボディプリパレーションでは、その動きを逆手に取ります。

目がゆるむと、後頭下筋群もつられてゆるむ。

だから黒目をふるふるして、つながっている後頭下筋群にアプローチし、首や肩まわりをゆるめようというわけです。

「黒目ふるふる」は超省エネルギー。再現可能、持続可能な「打ち手」なのです。

「目を上げる」ことは元気の源になる

「目を上げると胸も上がる」

この原則に関連した話をしておきます。

目を上げると、胸骨ばかりか気持ちまで上がる（メンタルが安定したり、ポジティブになれる）ことがわかっています。

目を上げると、体が「出力を上げてくれる」と理解してください。

筋肉が活動的になり、内ももや骨盤底筋群などは締まり、気持ちも「行動するぞ！」というモードに切り替わるのです。

反対に「目を下げると気持ちも下がる」ので気をつけてください。

体が「出力をやめよ」という指令を出すため、筋肉はゆるみ、「活動は控えよう、休もう、もうみんなやめてしまおう……」というモードに変化していくのです。


もちろん「目を上げる」なんて、小さな動きです。数ミリ単位の話です。

でも、いい常態はミリ単位でつくられます。

「ミリなんて誤差の範囲でしょ」などと軽く見ず、上を向きましょう。

これは、うつ病の患者さんに医師が「**上を向いて歩きましょう**」と指導することにも通じます。

目をつむって行っても効き目は同じです。

このように、目をたった1ミリ動かすだけで、体は変わります。

第4章

グルグル回したくなる腕と肩

パソコン作業をする人の必須ケア「ふるふる」

「肩こりがひどい」

「パソコン作業に集中しすぎて腕が痛い」

そんな痛みや変化を感じたとき。

不快な部位（患部、発痛点）をもむなど、そこにピンポイントで働きかけたくなるお気持ちはよくわかります。それでも、ある程度の回復は見込めます。


でも、より根本的に、より早く回復させたいとき。自分の手持ちの点数を、効率よく一挙に増やしたいとき。余裕があるなら「患部の先にある末端」へのアプローチも、おすすめします。

なぜなら、体の末端の力を抜くことなしに、体の体幹がゆるむわけがないからです。

たとえば、こぶしを思いっきり握って、肩の力が抜けることはないでしょう？

肩をゆるめたかったら、**先に腕の緊張を取る。**

腕の緊張を取りたかったら、**先に指の緊張を取る。**

体にはこんな原則もあります。ですからこの章では、①指、②腕、③肩という順序でメソッドをご紹介してきます。

平井瑞希選手も実践！「指ひっぱり」

小学2年生からオリンピック出場に照準を合わせ、水泳を続けてきた平井瑞希選手。自分の体の個性に向き合い、常態を整え、記録を出すというサイクルで、キャリアを着実に積み重ねてこられました。

平井選手は2024年パリオリンピック競泳日本代表選考会の100mバタフライで派遣標準記録を突破して優勝。オリンピック代表に内定しています。そんな平井選手がオリンピックの選考会の日、レース直前にやっていた事のひとつが、「**指ひっぱり**」です。

バタフライは、特に肩関節を大きく動かす泳法のひとつ。腕や肩への負担を極限まで軽減し、パフォーマンスを高めていくことが求められます。

肩の疲労を除去したければ、手の力を抜けばいい。

手の力を抜きたければ、指の力を抜けばいい。

「指ひっぱり」には、そんな確固たるロジックがあるのです。

もちろん、この「指ひっぱり」は机に向き合う前傾姿勢が多い学生さん、パソコン作業が必須のビジネスパーソンにも最適です。今すぐ、一緒にやってみましょう。

あなたが今、電車の座席に座っていても、職場のデスクにいても、即実践できるメソッドです。

指の関節は、最も先端にあるほうから「第一関節」、「第二関節」といいます。手全

指ひっぱり

手には27個もの骨が集まっている。多方向によく動かすべきなのに、
スマホやパソコン作業などで「突く」「押す」ばかりになっている
手先の硬直を解き、上半身のゆがみまで取る。

1 第一関節をつかむ

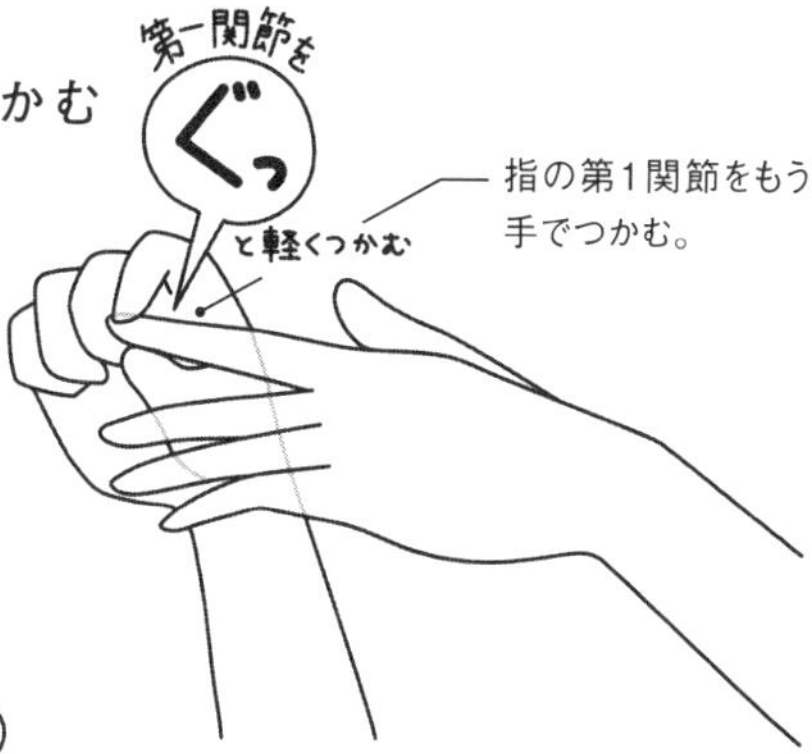

指の第1関節をもう片方の手でつかむ。

2 伸ばすように折り曲げる

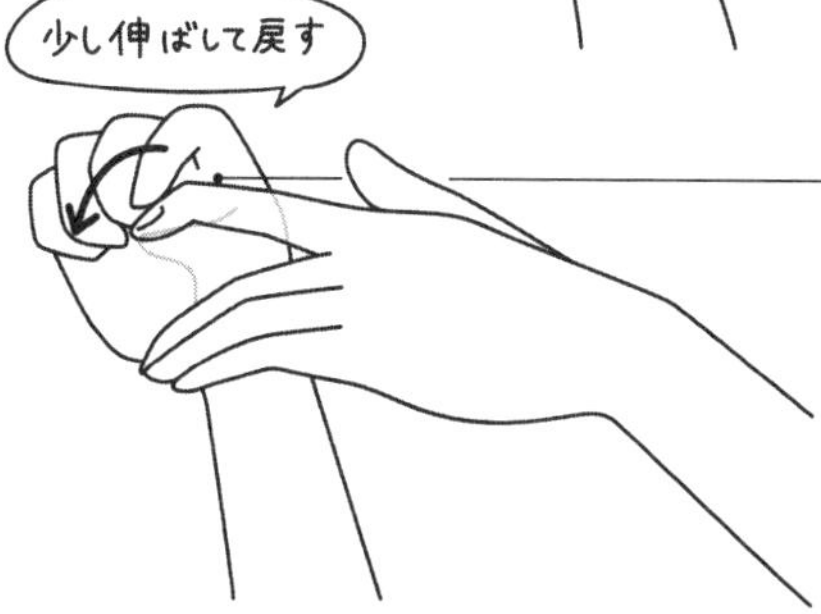

指を折り曲げるように、1本ずつ引っ張って伸ばす。伸ばすのはほんの数ミリでいいので、痛くない範囲で行う。

主な効能

○腕から上半身にかけて脱力できる
○上半身のゆがみが改善される　など

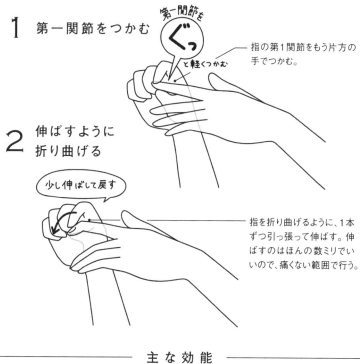

体の力を抜いて、指もだらんとゆるめて曲がった状態で、指の第一関節を気持ちよく引っ張ってください。もちろん、両手のすべての指に対して行います。

場合によってはポキッと音が出ることもありますが、心配ありません。整体院などでは、よく仕上げに行われる施術ですから、ご存じの方もいらっしゃるかもしれません。人にやってもらうと、たしかに気持ちがいいでしょう。でもいつでもセルフケアできる「打ち手」としてマスターしておくと最強です。

「そもそも、人の指に〝突く〟は難しい」

私たちは、手の指を使い、さまざまな作業をしています。

「支える」「握る」「つかむ」「つまむ」「ひっかける」「こする」「めくる」「はじく」……。起きている間は、常になんらかの動きをしているといってもよいでしょう。指は大変な働き者です。

そこに加えて、近年急増したのがデジタル機器の操作です。

パソコンのキーボードに入力をする動き。

スマホの画面にタッチ入力をする動き。

これらは明らかに、上から「突く」(叩く)という動作です。

ただ残念なことに、解剖学的にみると「突く」というタテの動きに、人体は対応しにくい構造になっています。

ほかには「ピアノ演奏」も、「突く」の範疇に入ります。指で鍵盤を突く行為だからです。実際、腱鞘炎に常に悩まされ続けているピアノの先生は珍しくありません。

デジタル機器など、人が本来不得手である「突く」動きを、長く続けていくために。「指ひっぱり」をはじめ、これからご紹介していくメソッドを習慣化し、ダメージの蓄積を防いでください。

「鏡で見た自分、パソコン巻き肩になってませんか？」

ここで、あなたの「パソコン疲れ」の具合を自己診断してみましょう。

鏡の前で立ち、全身をくまなく見てください。腕はだらんと脱力してください。

「片方の肩が、下がっている気がします！」

このチェックをすると、多くの方が開口一番、肩の高さの左右差を挙げるのですが

……。

より大事なのは、じつは**手首のねじれ具合**。

あなたの手の甲は、鏡越しに見て、どう写っていますか。

①手の甲が全面的に見えている人

赤信号です。肩が内側に巻き込まれています。「内側に回っている」ことから「**回**《かい**内**《ない》」と呼ばれます。いわゆる「巻き肩」であり、早いうちに改善が必要です。

②手の甲が半分以上見えている人

黄色信号です。親指から「中指あたり」まで見えているならば、肩が前方に突き出し気味です。私はこれを**パソコン巻き肩**と呼んでいます。

③親指・人さし指までしか見えていない人

青信号、セーフです！　肩が内側にも前方にもいかず、理想的な位置にあります。

このような前腕の位置を、解剖学の言葉で「中間位」といいます。「極端に偏らず、過不足なく調和がとれている」という意味の言葉「中庸《ちゅうよう》」と、通じるものがありますね。

過度のパソコン作業やスマホ操作は、①の「回内」と呼ばれる状態を招きます。「回内」はテニスヒジ、ゴルフヒジ、野球ヒジなど、**スポーツ時の怪我や故障とも関連があります**。早めに解消しておくことが重要です。

世界一気持ちいいダンベル体操「ダンベルふるふる」

そのためにご用意したのが「**ダンベルふるふる**」。ダンベルの実物を持つわけではありませんので、しんどさはありません。

肩が内側に内旋する「巻き肩」の影響で、腕も、親指も内旋してしまっている……。それなら親指を外側に向けてやり、腕も肩も一時的に外旋させることで「中間位」に戻せばいい、という考え方です。

では右腕からやってみましょう。右腕だけでダンベルを上げ下ろしするイメージから、この名前をつけました。

まず、左手で右手首を軽くつかみます。右腕が外旋するよう「外向きにねじるような圧」をかけます。左の親指に少し力を入れるといいでしょう。そのまま、右腕をダンベルを上げ下ろしする要領で動かしてください。

ダンベルふるふる

パソコンを代表する現代的作業で、肩は知らない間に内旋し、巻き肩になっている。手首を外旋させて、腕全体を調整したい。

1 左手で右手首をつかむ

2 ヒジから先だけ右腕を上下させる

ヒジを動かさないように腕を上げ下げする。左右どちらも10往復ほど。

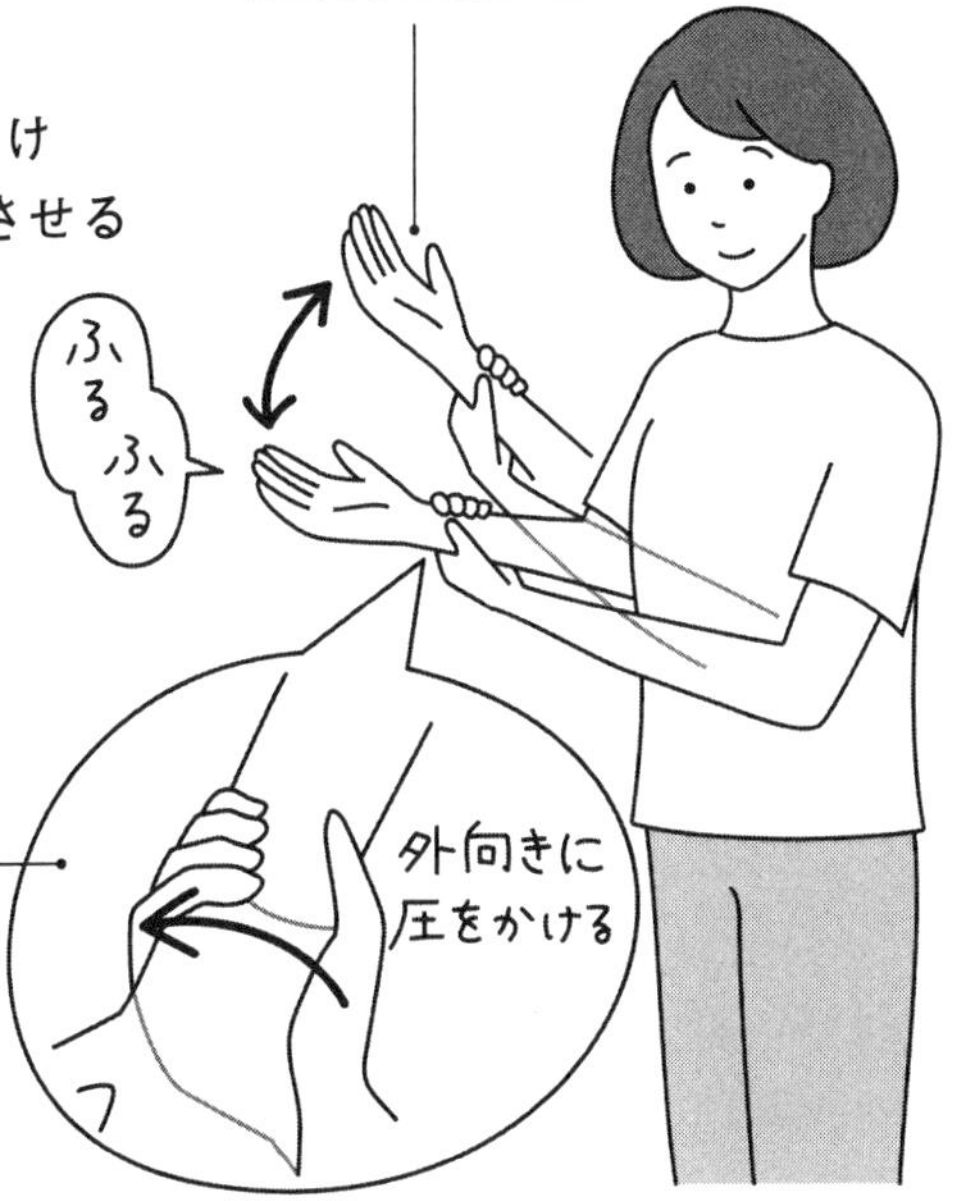

「腕ずぼう」のように手を巻き込みながら上げるのはNG。左手に力を込めて、腕が内旋しないように押さえる。

主な効能

○肩こりや巻肩が解消される

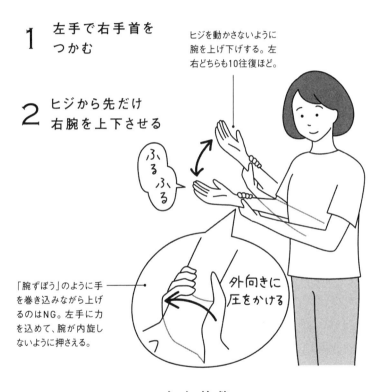

コツは右脇をぴっちり閉じること。右腕を体側に付けたまま、手首を上げ下げしましょう。10往復ほど繰り返します。左右逆側も同じように行ってください。

なぜ「外向きにねじるような圧」をかけるのかというと、手首を効率よく外旋させるため。いわばストッパー的な役割です。

「外向きにねじるような圧」をかけずに行うと、腕が「ゆるく内旋」してしまい、効果が薄れます。

「仕事中に肩がこったら、即、腕ふるふるしてます」

「ダンベルふるふる」で腕の内旋を元に戻したら、次は気持ちよく脱力しながら筋肉の錆を取りましょう。ここでご紹介するのは「**腕ふるふる**」です。

疲れたとき。

あるいは体を動かしたくなったとき。

長年の習慣や思い込みで「ストレッチをしたくなる」、そんな人は多いはず。

でも先述したとおり、カチカチになった筋肉を急に伸ばすと、確実に筋線維を傷めてしまい、逆に硬くなってしまいます。その前にまず筋肉の錆を取りましょう。

ですから、ストレッチの前にまずは「**腕ふるふる**」です。

実際、どこでもいつでも準備なしで突然行えます。

椅子に座ってもよし、立ったままでもよし。とにかく、気づいたときに即やっておくことが大事です。

特にデスクワークをしている人にはおすすめ。

「肩がこったな」「指が疲れたな」と感じた瞬間、10秒だけサッとふるふるボディシェイク。ほとんど仕事中の格好と変わらないですし、音も立たないので、**オフィスなどで周囲の目を気にすることなく体を回復させられます。**

①体を少し後ろに倒す

まず右側からふるふるします。

右腕をだらんとぶら下げ、体を少し右側に、そして少し後ろ重心に傾けます。この「傾き」によって、肩甲骨まわりの錆にもアプローチできます。

②手のひらだけふるふる回す

次に、腕全体の力を抜き、手のひらだけを裏表が交互になるよう、ぶるぶると振ってください。でんでん太鼓のイメージです。回転させるのは、あくまで手のひらだけ。10往復くらい、繰り返します。左右逆側も同じように行ってください。これだけでも、肩まわりがスッキリします。

錆はきちんと取れたので、このあとに静的ストレッチをすれば効果倍増です。

腕ふるふる

肩や腕が疲れているときは、肩甲骨が固まっている。
遠心力を利用して、肩や肩甲骨のまわりの「つまり」「こり」を改善する。

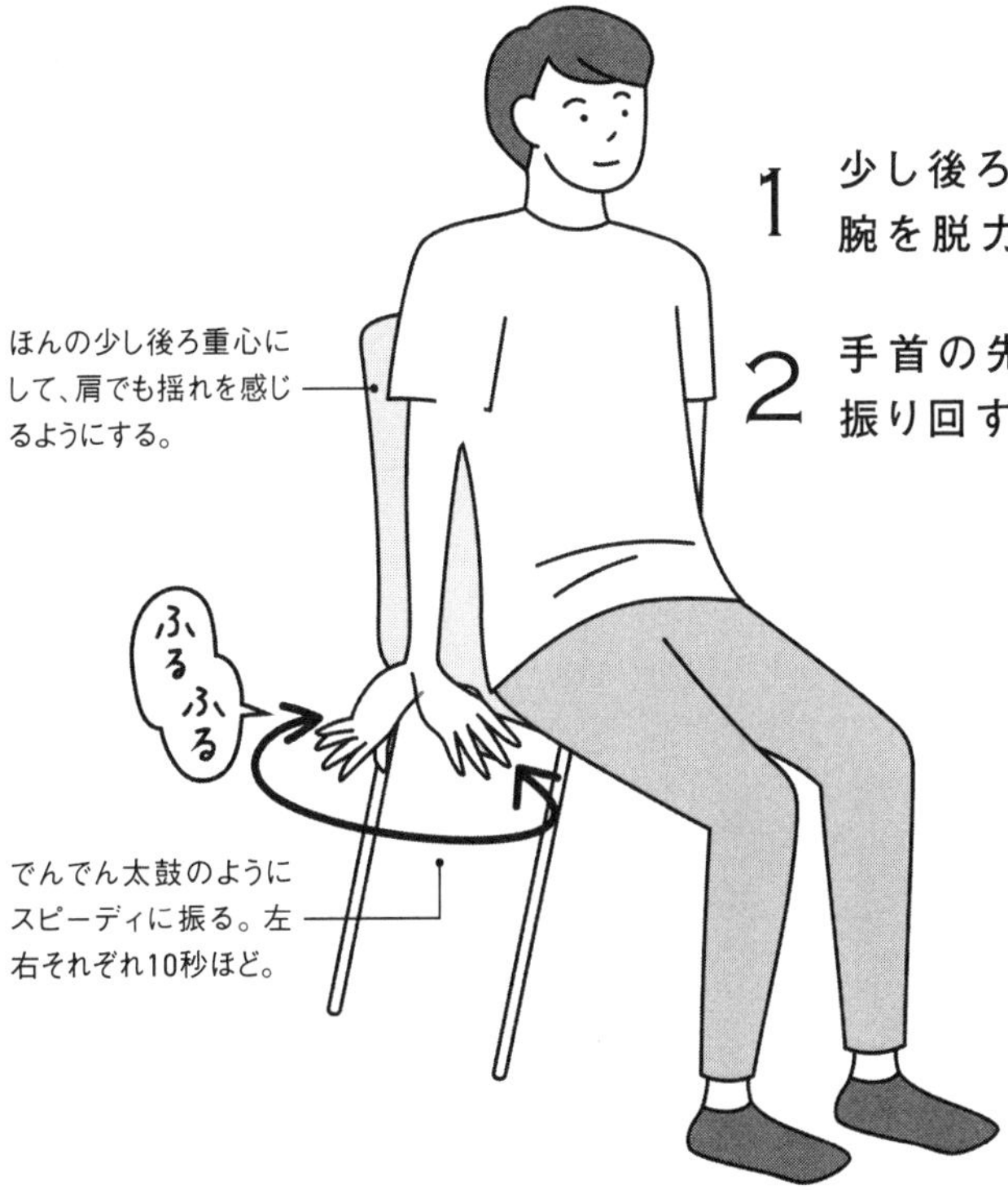
ほんの少し後ろ重心にして、肩でも揺れを感じるようにする。
ふるふる
でんでん太鼓のようにスピーディに振る。左右それぞれ10秒ほど。

1 少し後ろ重心で腕を脱力する

2 手首の先だけで振り回す

主な効能

○腕、肩、首のこりや痛み、頭痛などが改善する

「パワースポットプレス」3連発

次に「パソコン作業で特に疲れたとき」におすすめしたい、ほぐしのアクションを3つご紹介します。

共通点は「ピンポイントで軽く圧をかけるだけで疲労回復へのスイッチが入ること」。その理由は、いずれも重要な筋肉を直接押せるからです。力をかける部位が非常にわかりやすいので、エクササイズを敬遠してきた方にもおすすめ。

もしこの3つを連続で行う際は、①〜③の順序で取り組んでください。すると、前述した「**体の脱力は末端から**」という原則どおりにアプローチできます。

ある**国民的な女性歌手**の方にこのメソッドをお伝えしたところ、「目からウロコ！」

と大変驚いて、その後も続けてくださっているそうです。

また私は、おかげさまで全国の企業からも講演会や研修の講師としてお招きいただき、よく登壇をしています。大手精密機器メーカー、金融系企業、飲料メーカーなど、職種はさまざま。そんなとき、ある大手企業で100名近くの方に「ふるふる」をいくつかやってもらったとき。

「ゴルフの飛距離が伸びた」

「肩こりがラクになった」

「デスクワークに集中して取り組めるようになった」

といった非常に大きな反響をいただきました。

みなさん〝現役世代〟ですから、常に多忙で運動を習慣化している方などごく少数派だったはず。でも予想に反して、評判は上々でした。

ふるふるは、「普段運動していない人」にも、ちゃんと効く。今では自信を持って、そうお伝えしています。

パワースポット①「母指球プレス」

手のひらの「母指球《ぼしきゅう》」を、反対側の手を使って押すというメソッドです。

母指球とは、親指の付け根のふくらみのところ。「短母指屈筋」「母指対立筋」など重要な筋肉がいくつも集結した、キーポイントとなる部位です。

特に巻き肩の影響で手のひらが内旋している人にとっては、ここは必須のほぐしポイント。親指の向きが（スマホなどの影響で）常に内側に向かうことが、手のひら全体の内旋の「呼び水」になってしまっているわけですが、その「呼び水」のパワーを「なかったこと」に帳消ししてくれるのが、この「母指球プレス」です。

やり方は、超簡単。10秒間、母指球をギュッギュッと気持ちよく押しほぐします。

左右逆側も同じように行ってください。

母指球プレス

母指球には指先を司る重要な筋肉が多い。
ここをほぐす事が、手の動きや腕の動きの滑らかさへとつながっていく。

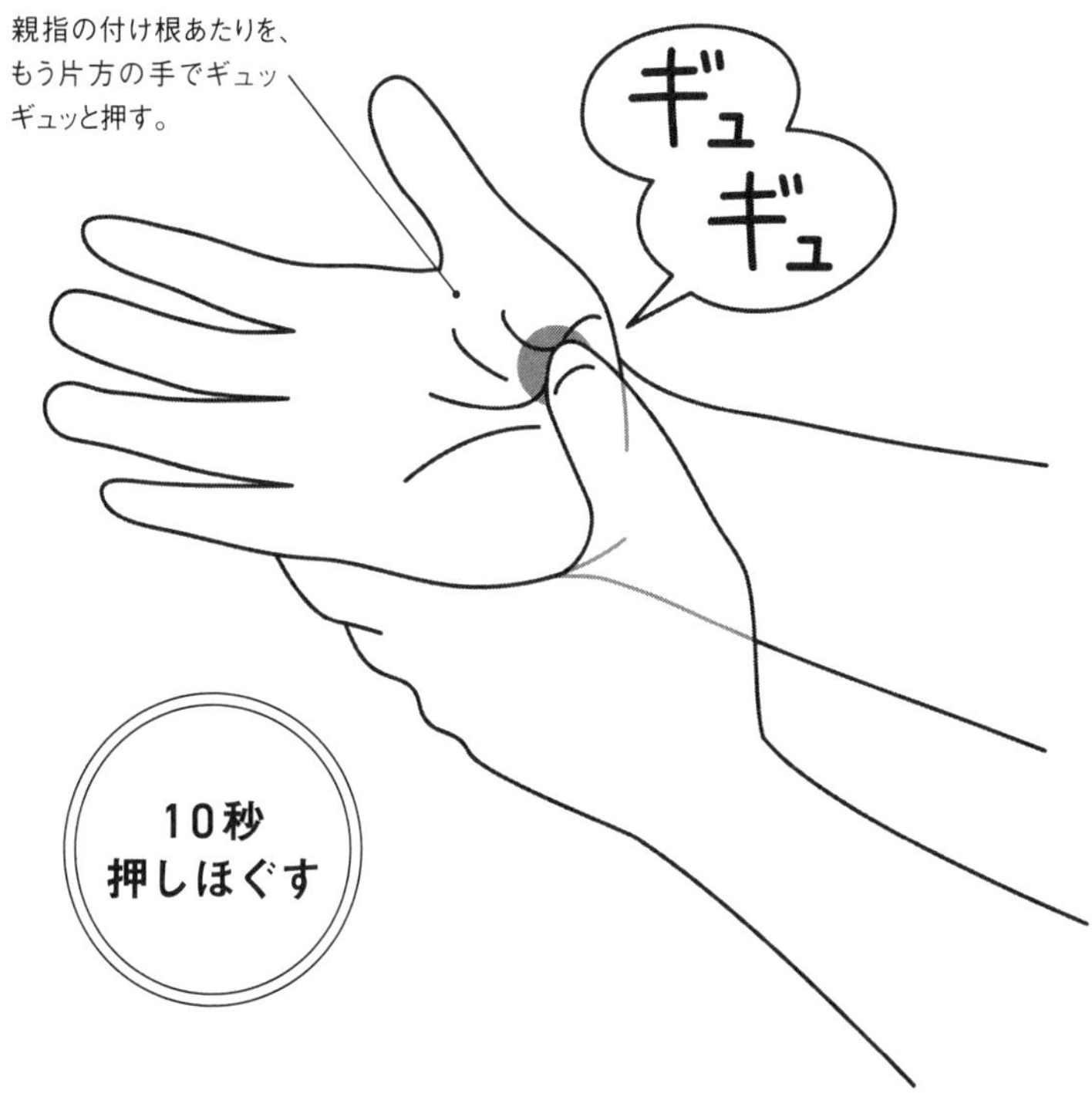
親指の付け根あたりを、もう片方の手でギュッギュッと押す。
ギュ
ギュ
10秒
押しほぐす

主な効能

○スマホ疲れの指先が楽になる

パワースポット②「ヒジの内側プレス」

ヒジの内側にある浅いくぼみ。上腕と前腕の移行部。この部位を正しくは「肘窩《ちゅうか》」といいますが、そこにある「腱《けん》」を反対側の手でつかみ、親指で圧をかけるメソッドです。

肘窩は、腕の前にある上腕二頭筋、いわゆる「力こぶ」の筋肉の端っこがくっついています。そして、この上腕二頭筋のもう一方の端っこは、体の前面にある「烏口突起《うこうとっき》」にくっついています。

そして、この「烏口突起」とは、じつは肩甲骨の一部。なので、ここを押すことで、遠く離れた肩甲骨をゆるめることに一役買ってくれるのです。そして腕も肩も首もラクになる、という流れです。

ヒジを45度くらいに曲げたとき、くぼみの内側にピンと硬く張った「腱」が現れます。これが力こぶの端っこです。やり方は「この腱を押すだけ」。10秒間、グッグッと気持ちよく押しほぐします。左右逆側も同じように行ってください。

ヒジの内側プレス

ヒジのくぼみ「肘窩」には、筋肉の端やたくさんの血管が通っている。
肩甲骨とつながる筋肉の末端をほぐせる知られざる部位。

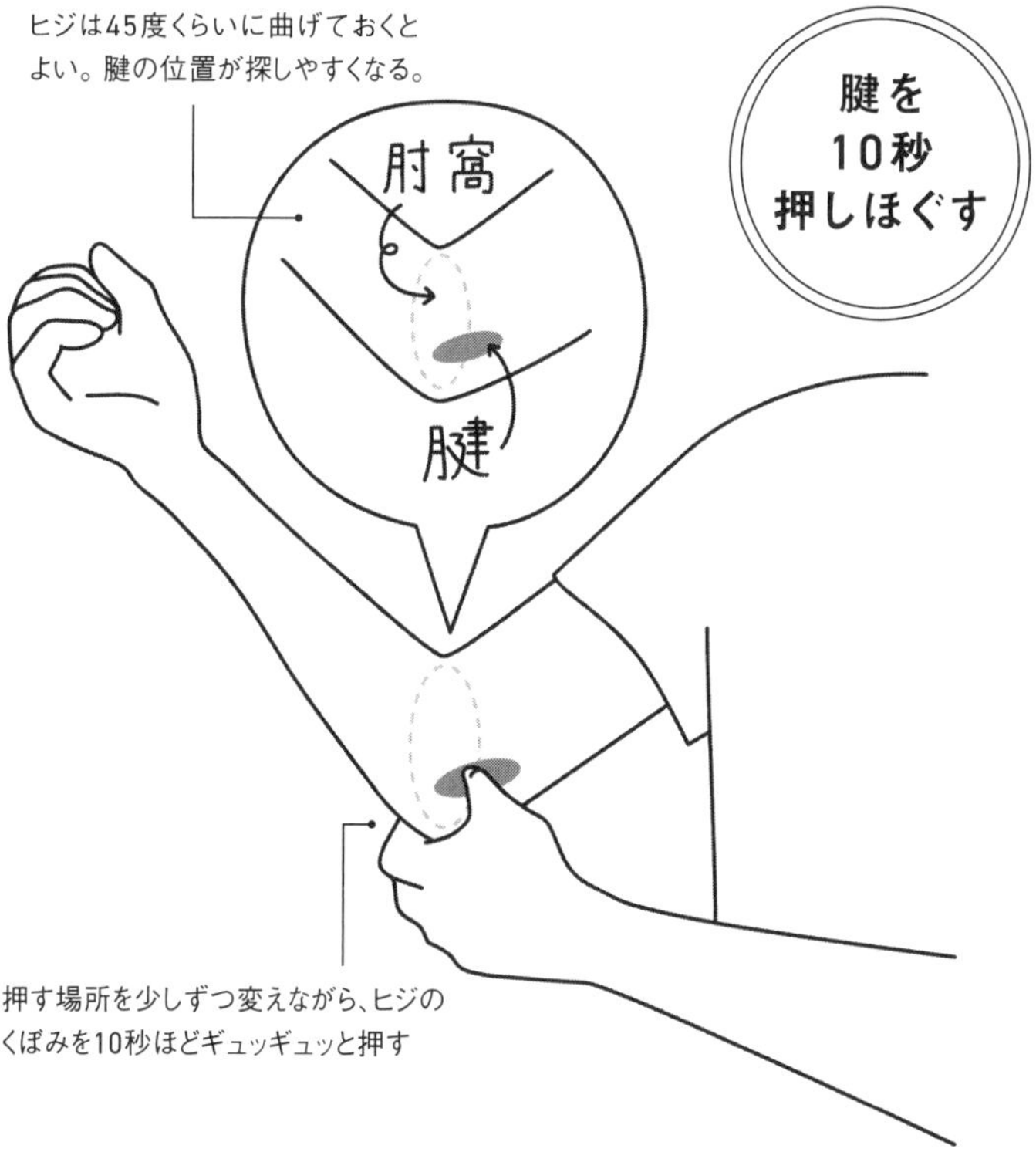

ヒジは45度くらいに曲げておくとよい。腱の位置が探しやすくなる。
腱を10秒押しほぐす
肘窩
腱
押す場所を少しずつ変えながら、ヒジのくぼみを10秒ほどギュッギュッと押す

主な効能

○肩こりや背中の張り・痛みを改善する呼び水となる。

パワースポット③「小胸筋プレス」

これは「小胸筋」を押すメソッドです。聞き慣れない筋肉の名前かもしれませんが、鎖骨の下に斜めに位置する筋肉です。

多くの人が、硬くなっている筋肉です。巻き肩や猫背、肩こり、首こりの原因となっているため、うまくほぐしてあげたいポイントです。

場所を詳しくご説明しますね。「鎖骨」とはそもそも体幹と肩甲骨をつないでいるS字状の骨を指しますが、その下のエリアこそが体のパワースポットです。左右逆の腕でにぎりこぶしをつくり、ゆっくりと圧をかけてみてください。2~3本の指（どの指でもよい）を使ってもよいです。

同じように左右両方で10秒間、ギュッギュッと気持ちよく押しほぐします。

小胸筋プレス

小胸筋がかたくなると肩こり・首こりだけでなく、
猫背や姿勢の歪み、頭痛にまで至る。
ゆるめる事で、姿勢矯正や発声の改善にまで大きくつながる。

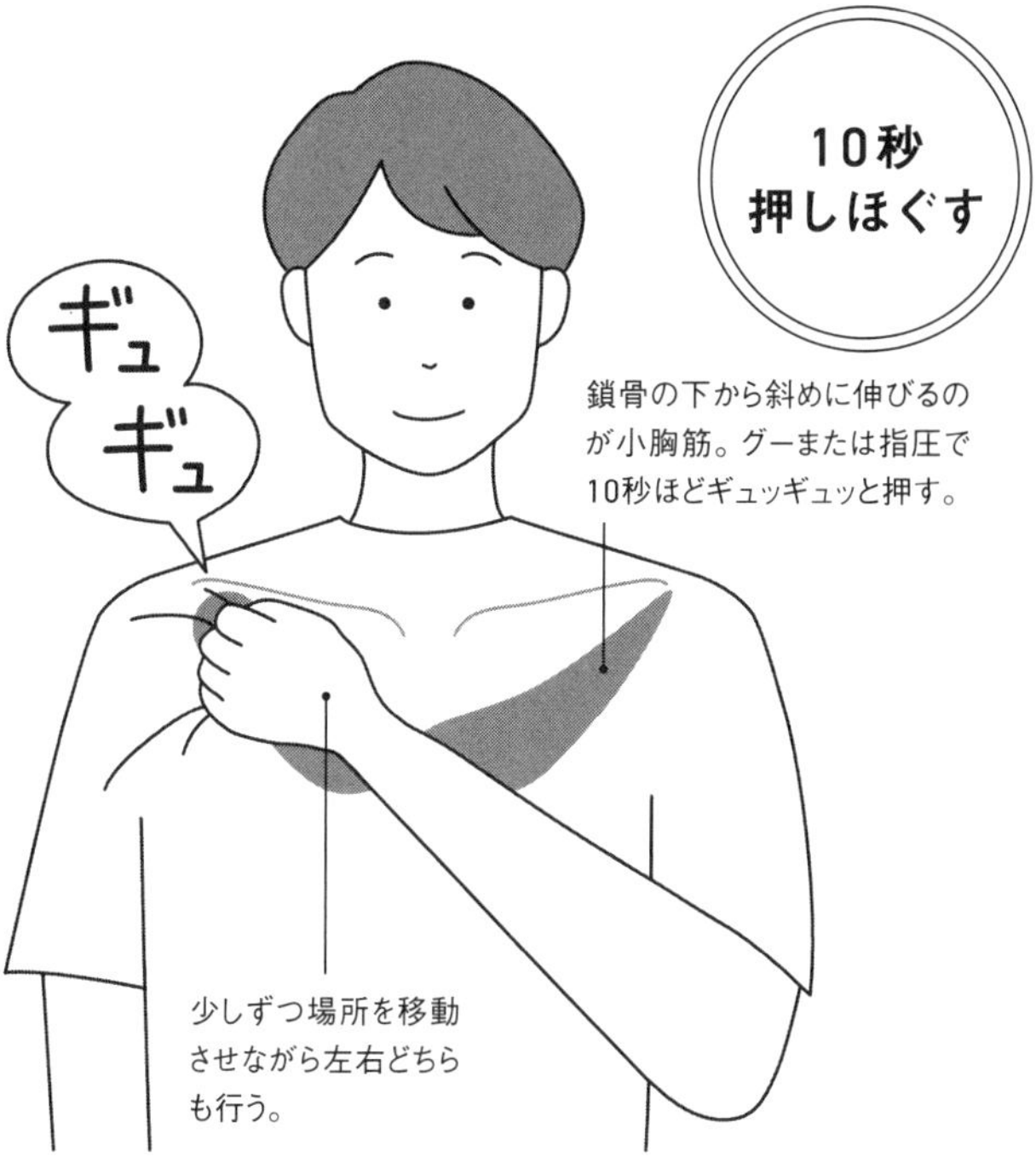
10秒
押しほぐす
ギュ
ギュ
鎖骨の下から斜めに伸びるのが小胸筋。グーまたは指圧で10秒ほどギュッギュッと押す。
少しずつ場所を移動させながら左右どちらも行う。

主な効能

○肩こりの軽減、姿勢の改善が見込まれる。
○声が大きく出るようになり、会話に好影響が出る。

各地にボディプリパレーションのメリットが浸透中

ここで、ボディプリパレーション愛好者のリアルな声をご報告させてください。
いずれも「腕ふるふる」「ヒザふるふる」を1日たった約5分、半年以上実践し続けてきた方々です。

まずは40代、木島好美さん（仮名）から。木島さんは、10年以上の実践者。数年前、逆流性食道炎を発症。普通の食事が、突然とれなくなりました。

「逆流性食道炎」とは、胃の中の胃酸などが食道に逆流して炎症を起こす病気のこと。高脂肪食、アルコール、コーヒー、炭酸飲料、香辛料など、逆流性食道炎のリスク因子となる食品を避ける必要がでてきます。

また腹圧の上昇を避けるため、食べるタイミングや食べすぎに注意したり、食後すぐに横にならないよう気をつけなければなりません。

「数年ぶりに、チンジャオロースを完食しました」

木島さんの場合、発症後から疲れやすくもなり、背中や腰、股関節の痛みがなかなか取れませんでした。

でも「ふるふる」を習慣化してから、胃の調子が改善。全身の痛みが減って疲労回復が早くなりました。ほかにもお腹まわりがスッキリしたり、生理の遅れがなくなって月経周期が整ったり。おまけに表情まで明るくなりました。

「『ふるふる』のおかげで血流が改善し、冷えていた体に血が通い、大腸の病気の状態も良くなってきている気がするんです」

木島さんは、こう前置きして、次のように心の内を明かしてくれました。

◆ ◆ ◆

逆流性食道炎で、思うように自由に飲食できなくなったときは「これで生きていくしかない」と思っていました。

でも「ふるふる」をすると内臓が温かくなってお腹がすいてきて。

いつもは控えていたチンジャオロースを「食べたいな」と思って頼んでみたら、一人前を完食できて嬉しかったですね。

「思うがままに、好きなものを食べる」ってこんなに幸せなことだったのかと、しみじみ感じました。

「もう歳だからしょうがない」となんでも後ろ向きに捉えがちだったけれど「ふるふる」で前向きになれた気がしています。

次の目標は、数年間控えていたラーメンを食べること。いつか挑戦してみたいですね。

「テニスのコーチが、私に本気を出してきた！」

次は50代の山下真佐子さん（仮名）の事例です。

山下さんは、もともとアクティブでスタイルも良い方。ですがボディプリパレーションを習慣化してから、パンパンだったふくらはぎの張りがとれて、やわらかくなってきました。

趣味のウェイトトレーニングでも、自己記録をあっという間に更新。デッドリフトが65kgから70kg。ベンチプレスは20kgから25kgへ。

とはいえ「たくましいムキムキボディ」になったわけではありませんから不思議なものです。体の連動が良くなり、よりうまく体を使えるようになった証拠でしょう。

またテニス歴20余年を誇る山下さん。

男性コーチとラリー中、初めてリターンエースが取れたと晴れやかな表情でこのように語ってくれました。

◆　◆　◆

私のストロークが強くなったせいか、コーチがリターンをミスしたり、今までよりも〝本気モード〟で対戦してくれるようになったんです。今まで手加減してくださっていたんでしょうね（笑）。

「ふるふる」で体の連動が良くなり、その結果テニスの技術が向上したことが、とても嬉しいです。

「還暦を過ぎて、こわいものがひとつだけある……」

ラストは60代、大迫真由美さん（仮名）の事例です。

大迫さんは、以前いくつかの小さな不調を抱えられていました。

でも毎日朝食を片づけた後の「ふるふる」2分間を半年以上続けたことで、不調も気になる問題もゼロになったといいます。

◆ ◆ ◆

体、特に股関節がやわらかくなり、体を動かしやすくなりました。ときどき寝違えることはありますが、不調はなくなりました。

体調がいいと、落ち込むこともゼロ。精神的にもとても落ち着いています。

「継続は力なり」って本当ですね。

60代ですが、こわいものは何もありません。
しいて言うと「ふるふる」をやめることが、こわいですね（笑）。

「肩甲骨ふるふる」で錆《さび》をはがす

指先、腕、肩ときたら最後は首・肩まわりの痛みの震源地、いわば〝本丸〟ともいうべき肩甲骨に働きかけていきましょう。体の中枢、そして〝現代人の痛みの中枢〟とも形容できる肩甲骨を、効率よくセルフケアできる、驚きのメソッドです。

だから「**自重を活かして、ちっちゃな振動を肩甲骨まわりにたくさん入れてあげる**」というのが、このメソッドの狙いです。

まず右の肩甲骨から、働きかけていきます。

左側を下にして横向きに寝転んで脱力します。そのまま肩甲骨をゆるめ、右腕をまっすぐ上げた状態で、10秒間、でんでん太鼓のようにブラブラと揺らします。左右逆側も同様に行ってください。

注意点は一つだけ。変な力が入らないよう、フォームだけは気をつけてください。ヒジを曲げた状態で腕を揺らすと、やりやすくなります。ただし、肩甲骨が開いてしまうため、腕は床のほうへと倒さないように。

「ヒザふるふる」などと同じように、「錆びたネジを抜く際、小さく動かしながら余裕を持たせてゆるめていく意識」が大事です。

「たったこれだけ？」

そう思う人もいるでしょう。ですが硬くなった肩甲骨まわりの筋肉を、急にストレッチすると筋肉を傷めることが多いのです。

たしかに、その一瞬は気持ちいいかもしれません。でもたいていは時間が経つにつれ、以前より硬くなったり、よりこったりするものです。

ですから、その前に必ず肩甲骨のまわりに**「ふるふる」で微振動を入れること。**

肩甲骨ふるふる

腕の自重を利用し、背中から首を垂直に小さくゆらす。その一帯の筋肉を、ネジを回すように、少しずつゆるませることができる。

1 横向きに寝て腕を天井に伸ばす

2 ヒジを曲げて手首だけ揺らす

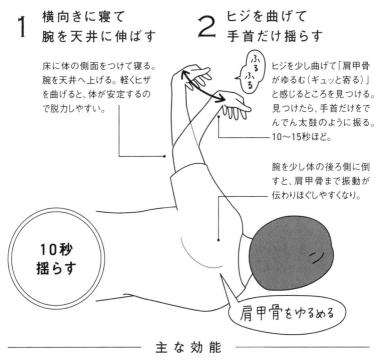

床に体の側面をつけて寝る。腕を天井へ上げる。軽くヒザを曲げると、体が安定するので脱力しやすい。
ふるふる
ヒジを少し曲げて「肩甲骨がゆるむ（ギュッと寄る）」と感じるところを見つける。見つけたら、手首だけをでんでん太鼓のように振る。10〜15秒ほど。
腕を少し体の後ろ側に倒すと、肩甲骨まで振動が伝わりほぐしやすくなり。
10秒揺らす
肩甲骨をゆるめる

主な効能

- ○腕、肩、首のこりや痛み、頭痛などが改善する
- ○スポーツのけが防止やパフォーマンス向上に役立つ
- ○肩甲骨まわりがゆるむため呼吸や発声がしやすくなる　など

これも繰り返すことで、「常態」が底上げされていきます。

現代人は、誰でも「絶対」といってもよいほど、皆、姿勢が前傾し、背中が丸くなっています。おかげで肩甲骨まわりが常に引っ張られてしまい、そのため筋肉がこり、血流が不足し、肩こりなどの痛みを生んでしまいます。

そうなる前に、10秒ボディシェイクを。

この「**肩甲骨ふるふる**」は、横向きに寝転がって自分の重み（自重）を使いますので、誰でもできるセルフケアなのです。

「舌ふるふる」で調子を上げる

自由に動く、私たちの舌。そもそも「舌」ってなんだと思いますか？

骨は、もちろん入っていません。じつは筋肉のかたまりです。牛の舌、牛タンをイメージすると、納得しやすいでしょう。

驚かれるかもしれませんが、舌やそのまわりをほぐしてやわらかくすることで、その下に広がる横隔膜もゆるんで動きやすくなり、呼吸はもちろん発声までスムーズにいくようになるんです。ですから私は、アーティストにはよく舌をもんでもらっています。舌をヨコからもむので、**「舌ふるふる」**と呼んでいます。

錆びて硬くなった筋肉に「ヨコからアプローチする」というボディシェイクのひとつです。

舌をやわらかくするのは簡単です。「先っぽ、真ん中、奥」という順で、もんでみてください。もむときは、タテではなくヨコからアプローチします。舌の左右から軽く圧をかけて、ちょうど真芯になる部分を探しましょう。圧をかけたときに、正面から見て「舌がタテに厚くなる」そんな場所がベストです。

硬くなっている人は痛みを感じるはず。気長に続けてください。

続けるうちにやがて無意識に肩がほぐれていきます。

もむときは1カ所につき5秒、全体で10～20秒が目安です。

舌やそのまわりが硬くなり、こわばっていると、呼吸が浅くなり、思うような発声が難しくなります。実際、話す頻度が低くなって舌を使う瞬間が減ると、硬くなってしまい、呼吸が浅くなります。

普段「なんだか息苦しいな」「呼吸が浅いかも」などと感じる人はぜひ試してみてほしい「ふるふる」のひとつです。

また、プレッシャーがかかっているときや、ストレスを強く感じているときも、舌は緊張しやすいものです。ですから緊張しやすい人や、肩に力が入りすぎる人にもおすすめです。

舌ふるふる

舌は筋肉のかたまりで非常にこりやすい。
声が小さい人や呼吸が浅い人は、舌のカチカチさに原因があることも。
もみほぐすだけで緊張は取れる。

10〜20秒
もみほぐす

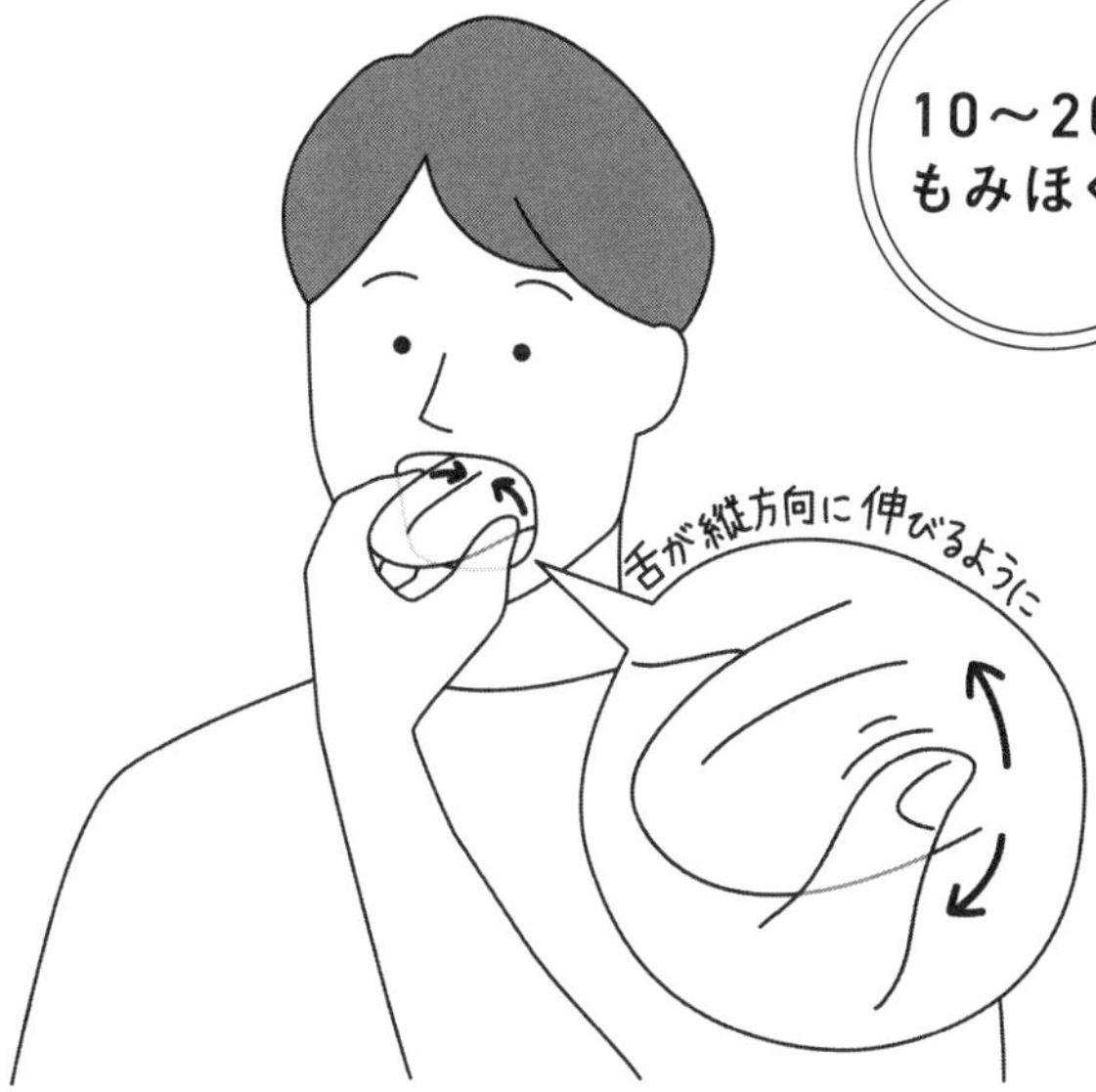

1 舌の真ん中をもむ

まずは舌の中央をもみほぐす。
ほかに押すと痛みを感じる場所があれば、そこも集中的にもむ。

主な効能

○声が大きくなりコミュニケーション能力が向上する
○横隔膜が動くようになり、呼吸が深くできるようになる

第 5 章

うねらせたくなる背中と腰

30秒のふるふるで身長が伸びる

もしも健康診断の測定で、普段よりも身長が高くなったとしたら――。

いろんな場面で堂々と、以前よりも高くなった身長を公言できますよね。想像するとちょっとだけ嬉しくないでしょうか。

これ、ただの妄想ではありません。背中のある部分にアプローチするだけで、身長を2～3センチ伸ばすことができるのです。エクササイズを実践する前に、目の高さを壁にテープでマークするなどして、今の身長を記録しておいてください。

みなさんはヨガやピラティスでよく教わる「キャット&ドッグ」という動きをご存じでしょうか。

「キャット&カウ」「キャットバック」と呼ばれることもあります。

「猫」のように背中を丸める動きと、「犬」が吠えるように顔と背中を反らせる動きを交互に繰り返すもの。ヨガやピラティスの世界では、基本とされるエクササイズです。

ここでご紹介するのは、その進化版。114ページでご紹介した「黒目ふるふる」の理論を融合させ、効果を倍増させています。

名前はそのまま「**黒目キャット&ドッグ**」。試した方の7割以上が、その場で身長を2~3cm伸ばすこともよくある、かなり驚きのアクションです。

ほんのひとつだけ「黒目の動き」を変えることで、ガチガチの背中を効率的にほぐすことができます。

背中が硬いほど著しい効果が得られる傾向があります。まずは次ページのイラストを見ながら試してみてください。

黒目キャット&ドッグ

黒目の力を借り、おなじみのエクササイズの効果を倍増させる。
背骨本来の自然なS字カーブを取り戻し、左右差も整える。

「目線は下」で10往復

1 「おへそ」を見るように背中を丸める

黒目をより下げて、おへそを見る。黒目を下げることが"呼び水"となり、腰が丸まりやすくなる。

2 「床を見る」ように背中を反らせる

顔を天井に向けつつ、目線は床へと逆に下げる。

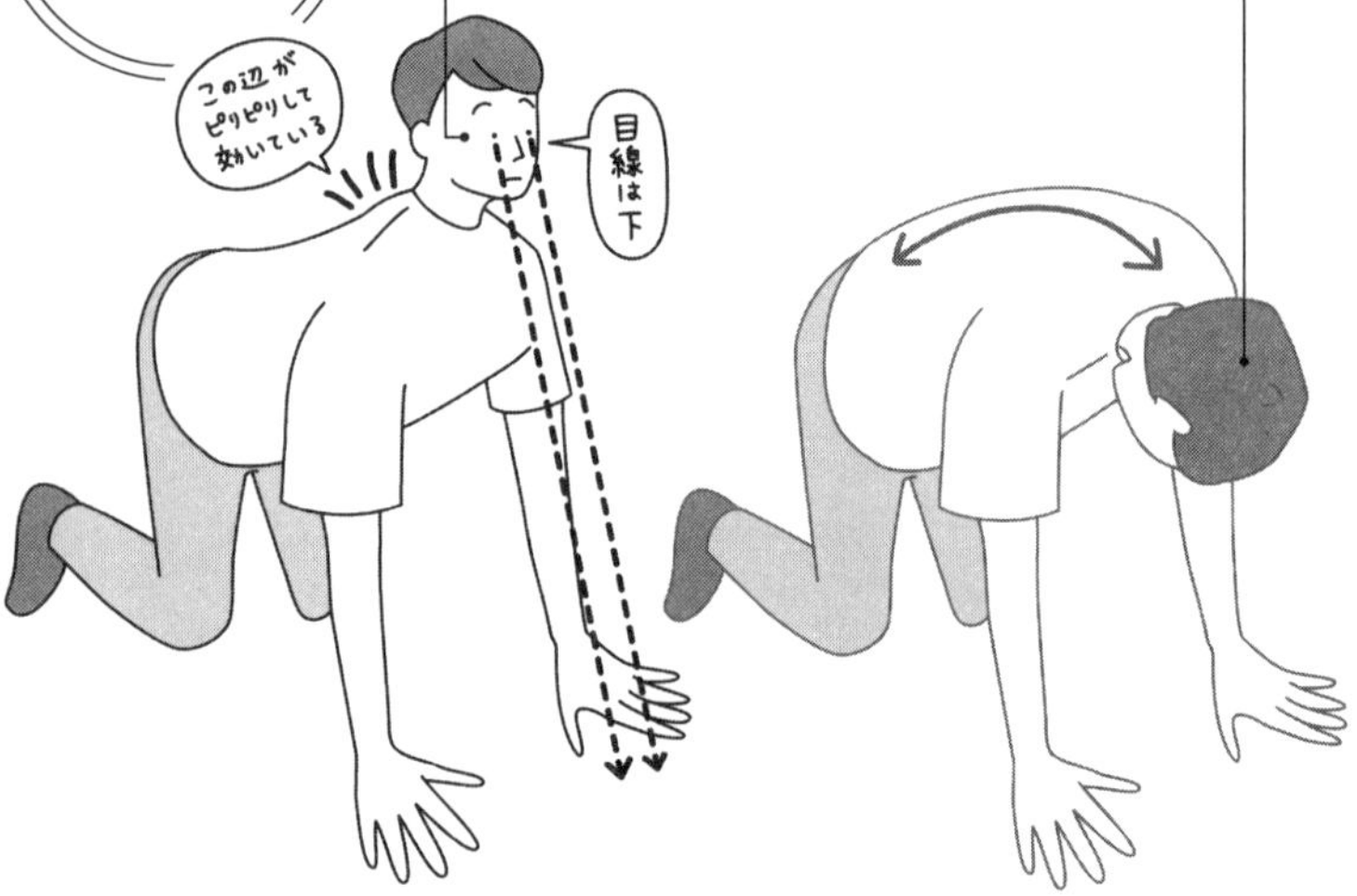

よつばいで息を吐きながら、背骨を丸める。両手、両ヒザは肩幅に開く。「尾骨を内側に押し込む猫」のイメージで。

息を吸いながら、背中を反らせる。「尻尾を天井に向ける犬」のイメージで。

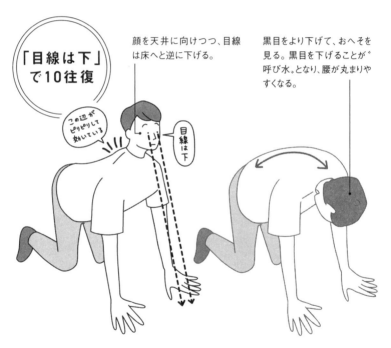

3 「足先を見る」ように背骨を曲げる

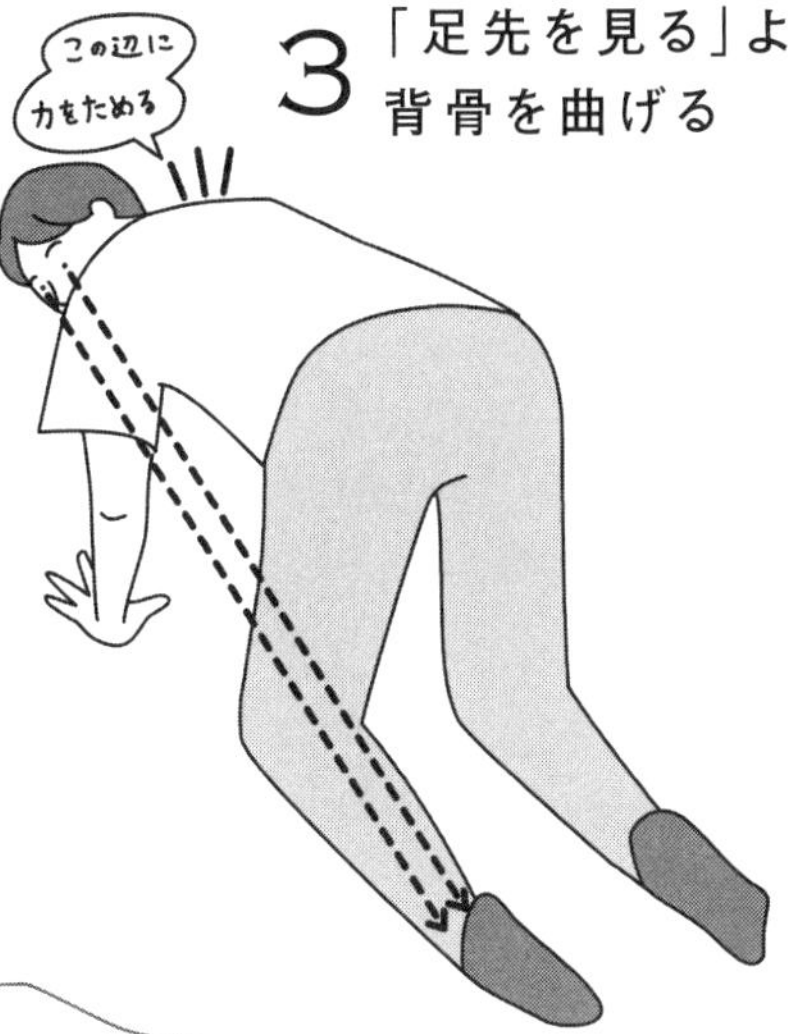

よつんばいのまま、顔と背中だけを曲げて足先を見る。左右それぞれ10秒ほど。

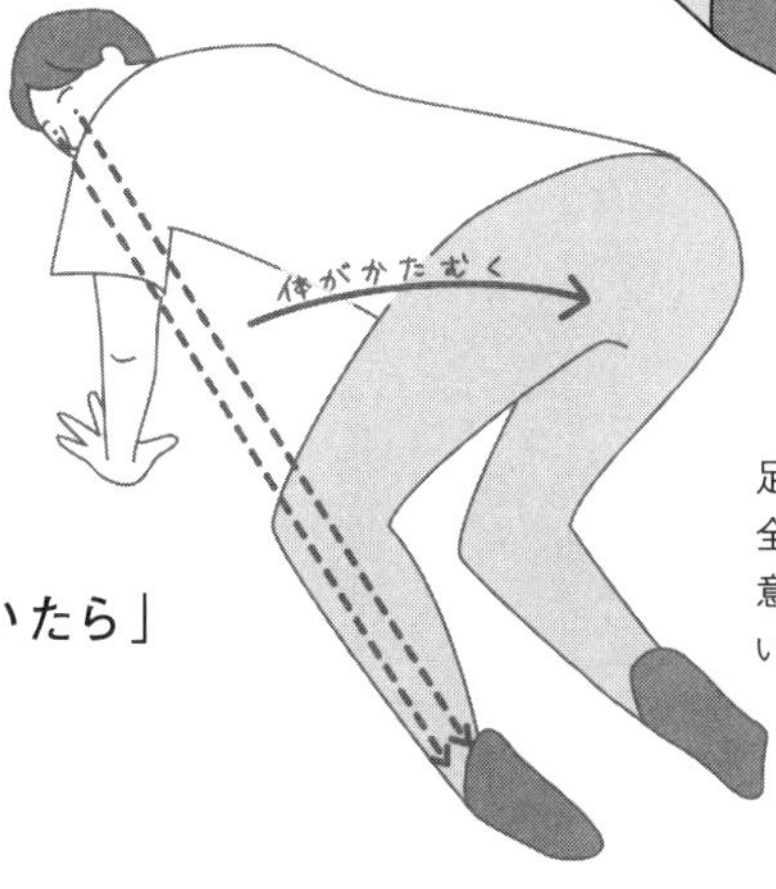

NG
体が「傾いたら」効果ナシ

足先を見るためにと、体全体が傾かないように注意。背骨中心に動かさないと効果は薄い。

主な効能

- ○呼吸が深くなり、全身のパフォーマンスが上がる
- ○背中の筋肉が活性化し、基礎代謝が上がり、やせやすくなる
- ○背骨まわりがほぐれるため、そこに通っている自律神経が整う

など

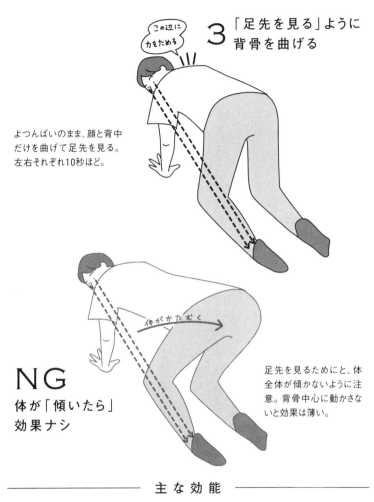

①猫のポーズ

よつんばいになり、両手は肩幅、両ヒザは腰幅に開きます。肩の下に手首、腰の下にヒザがくるようにして、全身をリラックスさせます。

まずは**「猫」のポーズ**。息を吐きながら、数秒間、背骨を丸めます。あごを引いて、目線は「おへそ」をのぞきます。できるようなら、尾骨も丸め込むように動かしましょう。

②犬のポーズ（黒目バージョン）

次に**「犬」のポーズ**。一度息を吐き、そのあと大きく吸いながら、数秒間、背中を反らせます。犬が「尻尾を天井に向ける」イメージです。

最大のポイントです。このとき通常のヨガなら、顔を天井へと向けながら、目線も天井へ向けます。しかし本書の「黒目キャット&ドッグ」では、**目線は絶対に上げません。目線は床のほうへしっかり下げてください**。

ここが、よくある「キャット&ドッグ」と真逆の点です。

続けていると、首の後ろや左右の肩甲骨の間くらいの場所が、**ピリピリとする**ことがあります。それは狙ったとおりの場所に刺激が入っている証拠です。ぜひそのまま、10往復ほど続けてみてください。

それでは、身長をもう一度測ってみましょう。

少しでも背が高くなっていませんでしたか？

本書の編集者が、取材後に出版社へ戻って同僚に試してもらったところ、3人中2人が「2センチ強も背が伸びた！」とビックリしたそうです。

「背中がほぐれると、良いことしか起こらない」

「背中なんて意識したことない」「こりも痛みもないから大丈夫」という人もいるかもしれません。

じつは背中（背骨）をうまく使えていないため、さまざまなトラブルが起こっている人がとても多いのです。

背骨が硬くなって動きが少なくなるため、**首や肩のこりがひどくなったり**。体幹がグラグラして姿勢を保つことができず、**猫背や反り腰になったり**。知らない間に**身長が縮んでいたり**。はたまた肺がふくらみづらくなり、**呼吸が浅くなったり**。

逆に言うと、背中がほぐれているだけで、無数の症状の改善・解消へと向かいます。**「身長が伸びる」**という劇的な変化は、まさに背中ほぐしの成果です。

チーターのように背中をうねらせたい

チーターの話をさせてください。

いわずと知れた〝陸のスピードキング〟チーター。獲物を狙って狩りをするとき、瞬間的には時速100km超という異次元のスピードを誇りますが、その秘密をご存じでしょうか？

わかりやすく言うと、チーターは**背骨をまるでバネのようにうねらせ**、そのはじける力を利用して瞬間的に速く走っています。速く走るには「背骨がうねらなきゃ話にならない」わけです。

私たちがチーターにまず学びたいのは、この**うねる背骨**です。

そもそも人間の背骨は、S字型のカーブを描いています。

このカーブは、人間が直立歩行になるときに必要にせまられ生じた進化です。

とはいえ直立歩行の場合、重力の影響をストレートに受けるため、背中も腰も、上半身一帯は固まりがち。なるべくやわらかくすることが重要です。

「どこからどこまでが背中か、知っていますか？」

そもそも、背中とはどこを指すのでしょうか。

背中を「背骨」と置き換えてみましょう。背骨は、「うなじ」から「尾てい骨」までを指します。

うなじは「頸椎《けいつい》」の一部ですし、尾てい骨は背骨の中で、最も下に位置する骨です。

そう言うと「そこも背中だったの？」と多くの方が驚かれます。たしかに、想像しているよりも背骨は長く、それゆえに知らぬ間に、こり固まりやすくもあるのです。

背骨が固まると、S字カーブが乱れて不自然になります。たとえば猫背や反り腰がそうです。

また**平背《へいはい》**（フラットバック）という、「背骨のカーブが少なく、背中から腰がまっすぐになっている状態」になることもあります。そうなると腰に大きな負担がかかり、**腰痛などのリスク**が高くなってしまいます。

背骨のうねりが失われる大きな理由は「座りっぱなし」「長時間同じ姿勢をとり続けること」「過度なパソコン作業やスマホ操作」です。

それらを少しでもチーターのような「うねる背骨」に近づけていきたい。そのために習慣的に「ふるふる」をしたいのです。

「お尻ふるふる」で背中痛スッキリ

次に、就寝直前の布団の中でも行える、より手軽なエクササイズをご紹介します。どんなに疲れていてもやりたくなる、本書の中でも1、2を争うお手軽なエクササイズです。とはいえ体がカチカチになっている場合、最初はうまくできないことも。そんなときは無理せず、数秒だけでも行ってください。続けるうちに、やみつきになるはずです。

この「**お尻ふるふる**」は体の5つの〝キーポイント〟を同時に攻めてくれる〝一石五鳥〟の欲張りエクササイズです。

①股関節 ②第12胸椎《きょうつい》 ③大殿筋《だいでんきん》（お尻） ④腸腰筋《ちょうようきん》 ⑤首まわり（顔を横に向けたとき）

これら5点がゆるんだりします。特にデスクワークを長く続けると、①「股関節」

が硬くなって可動域が狭くなったり、③「お尻の筋肉」や④「腸腰筋」、⑤首まわりが硬くなって血流も悪化します。

「お尻ふるふる」のやり方

うつ伏せの姿勢で、お尻を左右に揺らすだけ。両足を離して内股気味にし、ヒザの皿を内側にすると、股関節がより内旋してゆるみます。

クッションなどを敷いて上半身を起こすと、やりやすくなります。ただしみぞおちは床から離さないようにしてください。

また首を横に向けて行うのもおすすめです。首回りがゆるみます。10秒を1セットとして1日数回、習慣化してみてください。

さて、さきほど登場した2つの言葉を説明しておきましょう。

まず「第12胸椎」とはいったい何でしょうか。

「第12胸椎」とは、みぞおちの裏にある背骨です。上半身を左右にねじる際に活躍し

お尻ふるふる

同じ姿勢を続けると背骨や腰、股関節のまわりの筋肉が硬くなる。
お尻をふることで腰から背骨を脱力させ、こりやゆがみを取る。

1 うつぶせになる

2 顔と反対方向にお尻を振る

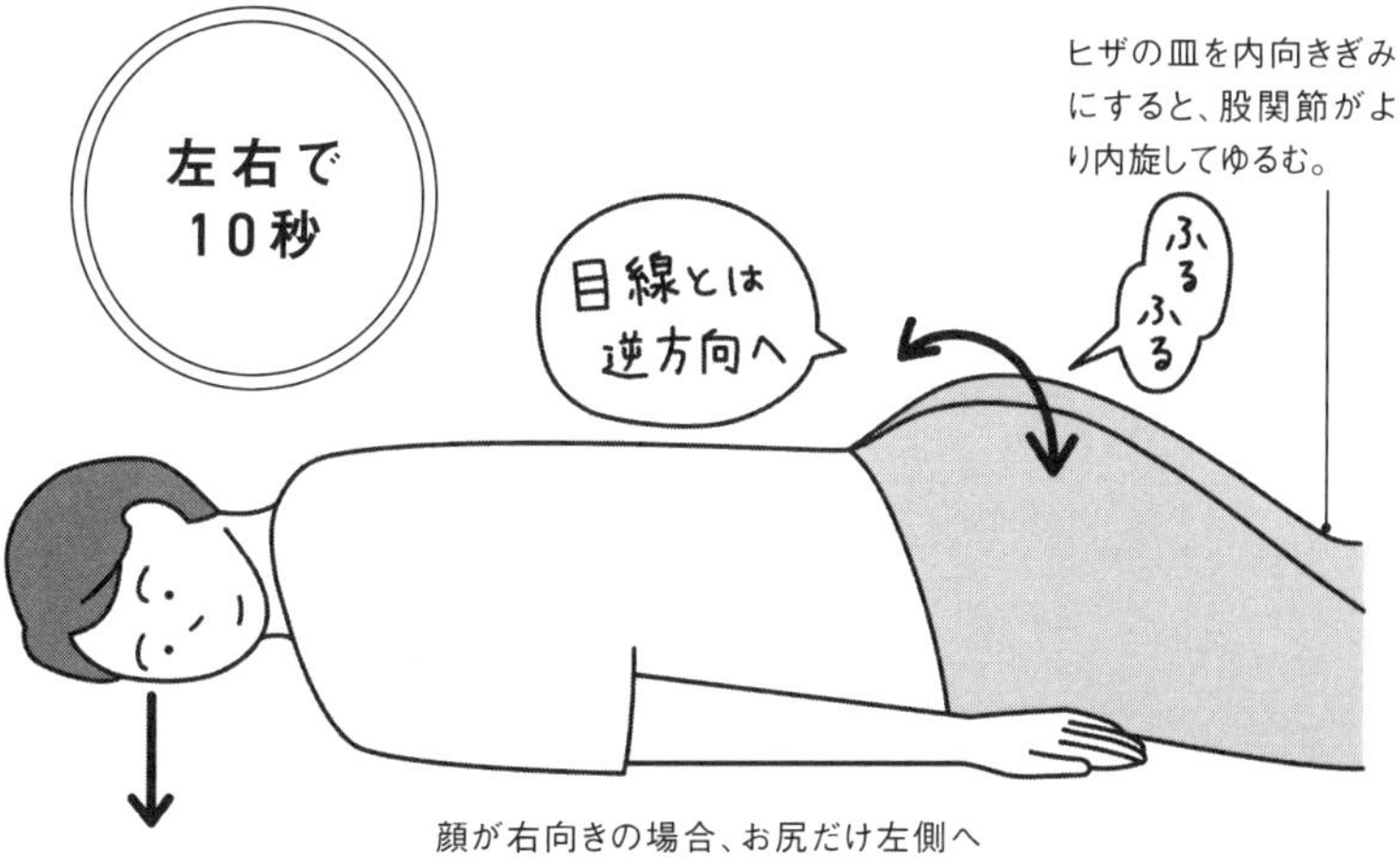

左右で
10秒
ヒザの皿を内向きぎみにすると、股関節がより内旋してゆるむ。
目線とは逆方向へ
ふるふる

顔が右向きの場合、お尻だけ左側へ振る。両腕は下ろして体全体は脱力。左右同様に10秒ほど行う。

主な効能

○背骨やお尻、股関節のまわりがゆるむ
○背骨や股関節の可動域が広がる
○背中や腰回りの血流が改善する　など

てくれるポイントです（第12胸椎を含む下部胸椎）。

そもそも、体を左右にねじる際は、この「第12胸椎」をねじるか「股関節」をねじるかの二択です。誤解されがちですが「腰」はほとんどねじることができません。

つまり**「第12胸椎」はたった2つしかない「ねじりポイント」**なのですから、ゆるめておく必要があります。ここはいわば扇子の要。うまくねじれるようにしていくと、体をよりうまく操れるようになります。

実際、背中や腰回りに不調があるときは、「第12胸椎」あたりの動きが悪いことが多いもの。ここの動きが悪いと、やがては腰、首、肩までつらくなります。

もうひとつ、「腸腰筋」についても説明しておきましょう。

「腸腰筋」とは大腰筋、小腰筋、腸骨筋の3つから成る筋肉の総称。腰から太ももの付け根あたりにかけてついている筋肉です。

お腹（特に下腹）を引き締めたいときにポイントとなる部位であるため、鍛えようとする人が多いのですが、**「鍛える前にゆるめること」**が必須です。そうでないと「引き締めたいのに、逆に〝がっちり〟立派になってしまった」という羽目になりかねません。

「ぽっこりお腹を引き締める多裂筋《たれつきん》ってナニ？」

背中についているインナーマッスル、**多裂筋**。

体を反ったり左右に倒したり、体幹を回す際に作用してくれる筋肉です。この筋肉を鍛えておくと、ゴルフやテニスなどの「ひねり」が求められるスポーツ全般で、特に役立ちます。

また、多裂筋が働いていると、**腰痛**や**ぽっこりお腹**も遠ざけられます。

多裂筋は「腹横筋」という横腹のインナーマッスルと連結しています。そのため多裂筋が動くと、横隔膜、腹横筋、骨盤底筋群なども同時に動き、それらが一丸となって骨盤を安定させる〝腰のコルセット〟に。腰痛を改善できるわけです。

多裂筋はインナーマッスルですが「触れる」筋肉です。

片脚を横方向へ上げたときに、腰のあたり（背中側）でモリッと動くのが多裂筋です。そこを親指で少し押し、刺激を入れてあげながら、片脚ずつ交互に10回ほど上げ下げしてみましょう。

目的は「多裂筋を押して刺激を入れること」なので、脚は少し上げれば十分です。

「デスクワークでカッチカチの腹筋をほぐしたい」

またデスクワークをしている人は、腹筋がたいていカチコチ。

パソコン作業や事務作業は、腹筋をずっと縮めたまま座るスタイルになりがち。腹筋が硬くなるのも無理はありません。

試しに指をグッと腹筋に入れてください。ピキッと痛みが走るかもしれません。

そんな人はぜひ「**腹斜筋ふるふる**」を試してみてください。

まずは腹筋の硬さを測りましょう。

「仁王立ち」から、どこまで無理なく背中を反らせるでしょうか。無理なく見られる

多裂筋ふるふる

数少ない触れるインナーマッスル、多裂筋。背骨の近くで、
脚を上げたときにモコっと盛り上がる場所を見つけたら、そこが多裂筋。

1 親指で多裂筋を押す　2 片脚ずつ交互に上げる

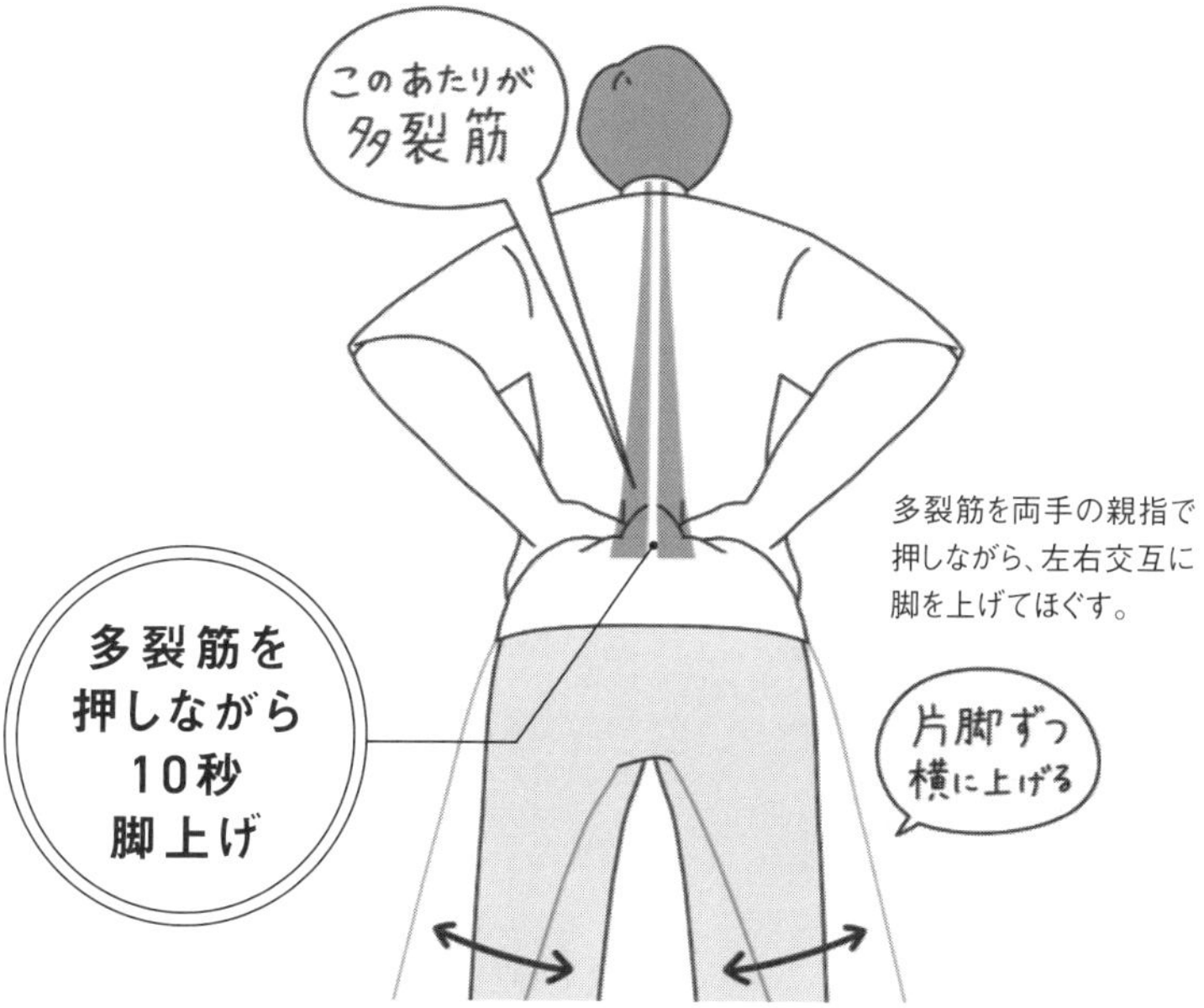

このあたりが
多裂筋
多裂筋を両手の親指で
押しながら、左右交互に
脚を上げてほぐす。
多裂筋を
押しながら
10秒
脚上げ
片脚ずつ
横に上げる

主な効能

- ○腰痛やぽっこりお腹が改善する
- ○テニスやゴルフがうまくなる

場所の「天井の模様や位置」を覚えておいてください。

それでは、次の要領で「腹斜筋ふるふる」を行いましょう。

腹筋に力が入らないよう、椅子に座ります。そして両方の手でにぎりこぶしをつくって、お腹の横っ腹からみぞおち（肋骨の下のラインの真ん中あたり）に向けて、左右から振動を与え、お腹をぶるぶると震わせます。「痛気持ちいい」レベルで10〜20秒続けてください。

このとき刺激しているのは「腹筋」の中でも斜めに走っている筋肉「**腹斜筋**《ふくしゃきん》」と縦に走っている筋肉「腹直筋《ふくちょくきん》」です。

お腹をヨコに揺らすことで中の内臓まで揺れ、血流が良くなり、脂肪が燃えやすくなり、ダイエット効果まで期待できます。

それでは、腹筋がどのくらいほぐれたか、モニタリングを。

もう一度同じ場所で背中を反してみてください。

腹斜筋ふるふる

横っ腹からあばら骨の下あたりにある腹斜筋。
デスクワーク仕事をしているとガチガチに固まるため、
30分～1時間ごとにぶるぶるほぐしたい。

1 両手で腹斜筋をほぐす

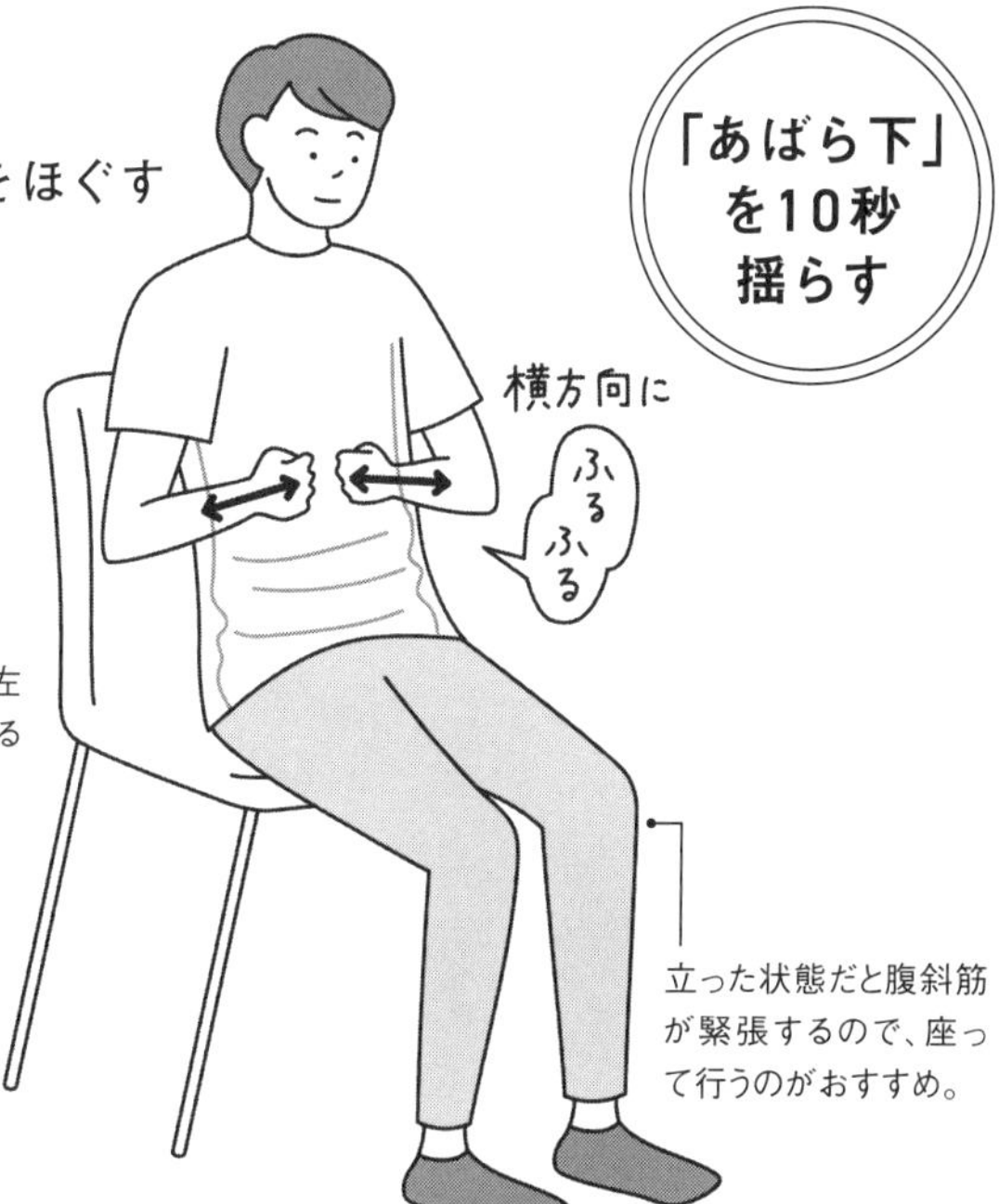

両手をグーにして、左右に10秒ほどぶるぶる腹斜筋を揺らす。

立った状態だと腹斜筋が緊張するので、座って行うのがおすすめ。

主な効能

- ○猫背や腰痛が軽減する
- ○血流がよくなりダイエット効果が期待できる

さっきと異なる景色が見えた人は、うまく腹筋がほぐれています。腰痛やぽっこりお腹から一歩遠ざかったといえます。

このエクササイズはトイレでもできるので、仕事中に腰が痛くなってきたと感じたら、一度試してみてください。１日数回、習慣化できれば最高です。

フィットネスの専門家さん、体を壊していませんか？

私のラボや、私のボディプリパレーションを学んでいる講師のところには「体の動かし方」や「体の治し方」の専門家が、何人も習いに来られています。

なかでも目立つのは、ヨガやピラティスのインストラクターさん。

それも「体を壊してしまい、救いを求めて訪れるケース」が圧倒的に多いのです。

体を良くするためのメソッドを教える立場にあるプロが、なぜ体を壊すのか。

それは、自分の体と対話できていないからでしょう。

自分自身の体についてはあまり考えず「ヨガやピラティスのポーズの実践」が目的になった結果、かえって不健康になっているようにお見受けします。皮肉なことです。

「そちらに黒目を向けては絶対にいけない」という方向に、黒目を向ける。そんなエクササイズを繰り返した結果、体にイレギュラーが発生し、誤動作が起き、怪我や故障が起きてしまうのです。

そんな〝誤動作〟に早く気づいて、ボディプリパレーションを学び始める人はいますが、世の中には「まだ気づいていない」人も多数存在しています。

もしあなたが、特定のエクササイズやスポーツの愛好者で、それを始めてから起こった不調や違和感があるなら。

「自分に合っているかどうか」という視点で、それを見直すようおすすめします。

たとえば「新体操の選手やバレリーナに腰痛持ちが多い」という傾向もあります。

「黒目キャット&ドッグ」（182ページ）でお伝えした「黒目」の正しい使い方のような、体にまつわる新知識が広まるよう願っています。


「これまでのセルフケアとは、まったく違うアプローチだと気づきました」


私の協会を支えてくれている綿貫《わたぬき》美也子さんと嶋田夕子さんというボディプリパレーションの講師がいます。2人ともピラティスやヨガのトレーナーを二十数年してきて、トレーナーを教える講師としても活躍していました。その2人も、口をそろえてこう言っていました。

「**これまで信じていた常識がぜんぶ変わりました**。お客さんの体の悩みに対して結果を出すのに、それまでも自信はあった。でも庄島先生と出会ったときは衝撃的でした」

「庄島式のボディプリパレーションはすべてにおいて、圧倒的に結果が早く出ます。**これまでのセルフケアとはまったく違うアプローチだと一瞬で理解できました**」

私と会う前も、すでにかなりの結果を出し続けていた2人が、なぜトレーナーとしてさらに躍進できたのか。ケアを「個別化」する重要性に気づいたからだと思います。

通常、トレーナーなど体の専門家の多くは解剖学などの理論を学び、そこから導き出したエクササイズを開発し、多くの人に広めます。

その理論は、たしかに学問的な裏付けがあったり、整合性がとれていたりするのでしょう。ですが、それが生身の個別の人間のコンディションを良くしていくとき。最良のものであるかどうかは、吟味する必要があります。

理論やそこから開発されたエクササイズは、あくまで「誰でも使えるようにつくられたもの」「最大公約数的なもの」であり、「その人に最適な〝ベスト・オブ・ベスト〟なもの」ではないはずです。

解剖学をはじめ、多くの知識や理論を身につけることは大事です。でも、それは単なる「土台」。手間がかかるかもしれませんが、各人がそれぞれの体に向き合い、それに沿ったものに「土台」をカスタマイズしていくことが大事なのです。それほど、人はひとりひとり違います。

綿貫美也子さんと嶋田夕子さんは「自分との対話」の技術を身につけ、それを広める伝道師として活躍してくれています。

第6章

つまり・むくみのない股関節と脚

最後は、下半身をリセット

私たちの体には、つまりやすい、そして使えていない〝刺激の足りない部位〟がいくつか存在します。代表格は「股関節」でしょう。

約260もある関節の中でも最大で、全身に影響を与える部分。なのに「座りっぱなし」や不良姿勢により、つまっている人が大半です。

仰向けになり、左右片足ずつ抱えて、胸のほうに持ち上げましょう。股関節に「つまり」や「脚の上げにくさ」を感じませんか？　これが股関節のつまりや硬さです。

「ヒザ直角ふるふる」で股関節リセット

「ふるふる」本編に入ります。仰向けでヒザを直角にして、両脚を台に乗せます。そしてヒザを中心に10～30秒間、ぶるぶると揺らします。

ヒザ直角ふるふる

ヒザを振ることで、ヒザまわりをほぐし、血流を改善。
また振動によってねじり運動を起こし、股関節をほぐしてつまりも取る。

仰向けで行う

1 椅子などに足を乗せて、ヒザを細かく揺らす

ヒザと太ももが「直角」になるように、椅子やソファーに足を置く。10秒ほど小刻みに早く揺らす。

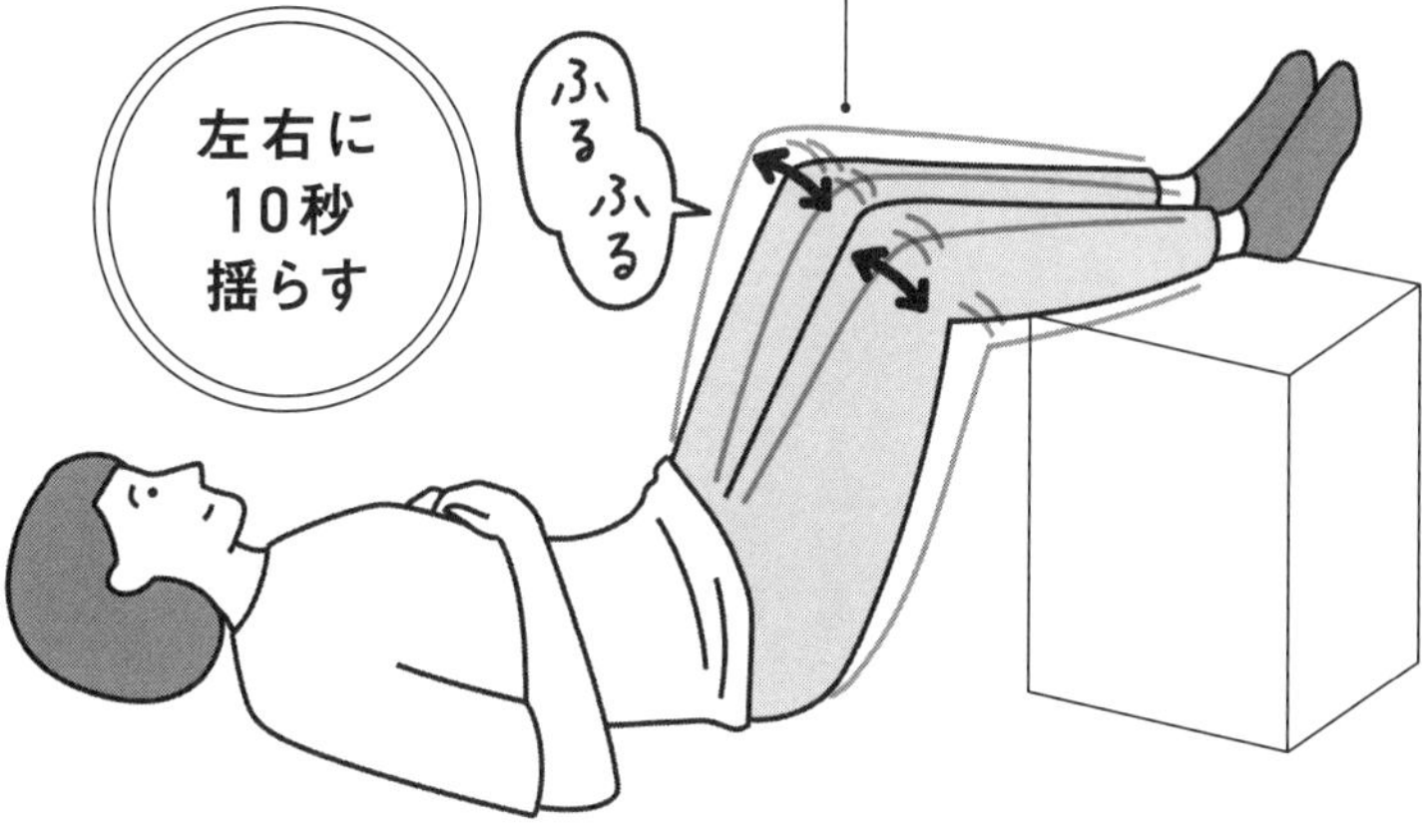

主な効能

○股関節のつまりや足の疲労感が解消する

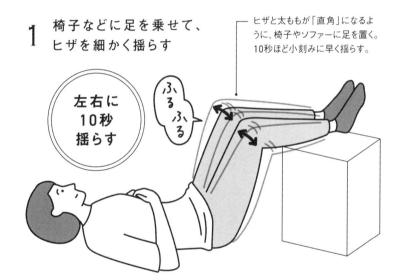

それでは、再度モニタリングを。仰向けで、再び左右の脚を片脚ずつ抱え、胸のほうに持ち上げてみてください。前より上げやすくなってはいませんか？

意外なパワースポット「腓骨《ひこつ》リセット」

椅子に座ると「つい脚を組んでしまう」。そんな人も多いと思います。

そのときじつは、脚のなかで「**良くない方向に骨がズレて**」しまっています。

ヒザから足首までには、太い骨「脛骨《けいこつ》」と細い骨「腓骨《ひこつ》」の2本の骨があります。

座って脚を組んだりすると、脚自体の重みで気づかないうちに細いほうの骨である「腓骨」がズレていきます。ズリズリと脚が滑るときに、ちょうどそこに当たる腓骨に負荷がかかり続けるわけです。

するとどうなるか。ヒザ下が外旋（外向き）していきます。さらには、つま先まで外向きになって足裏のアーチはつぶれ、**外反母趾**や**ヒザの痛み**、**ガニ股**などを招きます。そのねじれが上半身へも伝わり、肩が内旋。こりや痛みへとつながります。

骨格のねじれとは、それほど強力に連鎖してしまうもの。ですから腓骨のズレは、早いうちに整えましょう。美脚効果も期待できます。

①脚を組んで引き上げる

手順は簡単です。椅子に座って、右脚を左脚の上に載せます。そして右のくるぶしが前にズレるように右脚をお腹方向へ引っ張り、10~20秒気持ちいいところでキープ。要するに「わざと脚を組んで、逆方向へ引っ張り上げる」わけです。左右逆側も同じように行ってください。

②足裏を合わせてあぐらを組み前へ進む

腓骨をより強力に、元の位置へと戻しましょう。広めのスペースで足の裏を合わせてあぐらを組みます。両手で足先をつかみます。次に足を少し遠くに置きます。そしたら、遠くに置いた足にお尻を近づけるように前進します。5~6回行えれば上出来です。前に進む瞬間、外くるぶしへ圧がかかり、腓骨が元のポジションに戻ります。

腓骨リセット

膝から足首にある腓骨は、脚を組むことなどでズレて、
ヒザ下を外旋させる。そのねじれが上半身に伝わらないうちに解消を。

椅子に座って行う

10秒
引き寄せる

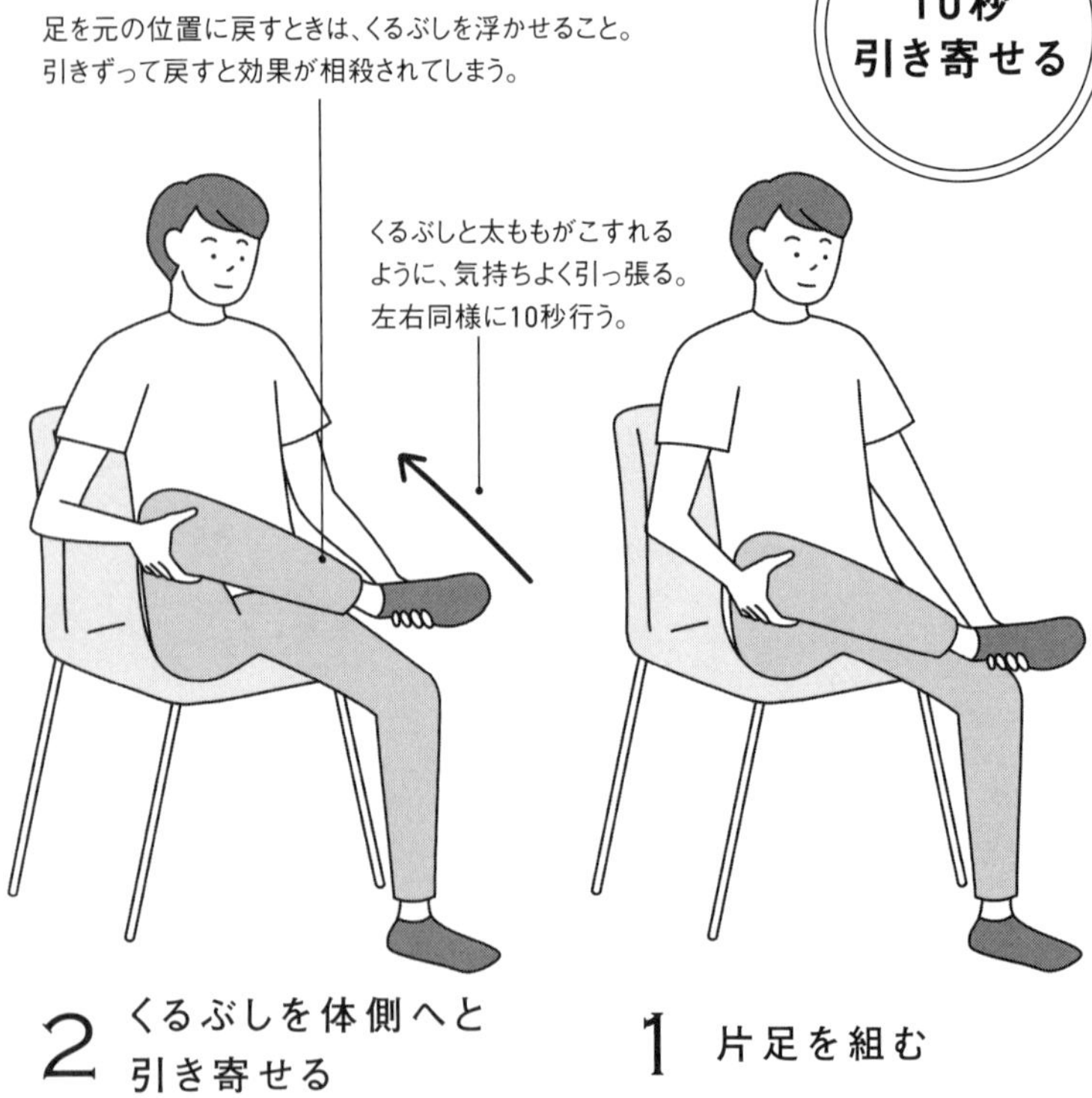

足を元の位置に戻すときは、くるぶしを浮かせること。
引きずって戻すと効果が相殺されてしまう。
くるぶしと太ももがこすれる
ように、気持ちよく引っ張る。
左右同様に10秒行う。

2 くるぶしを体側へと
引き寄せる

1 片足を組む

床に座って行う

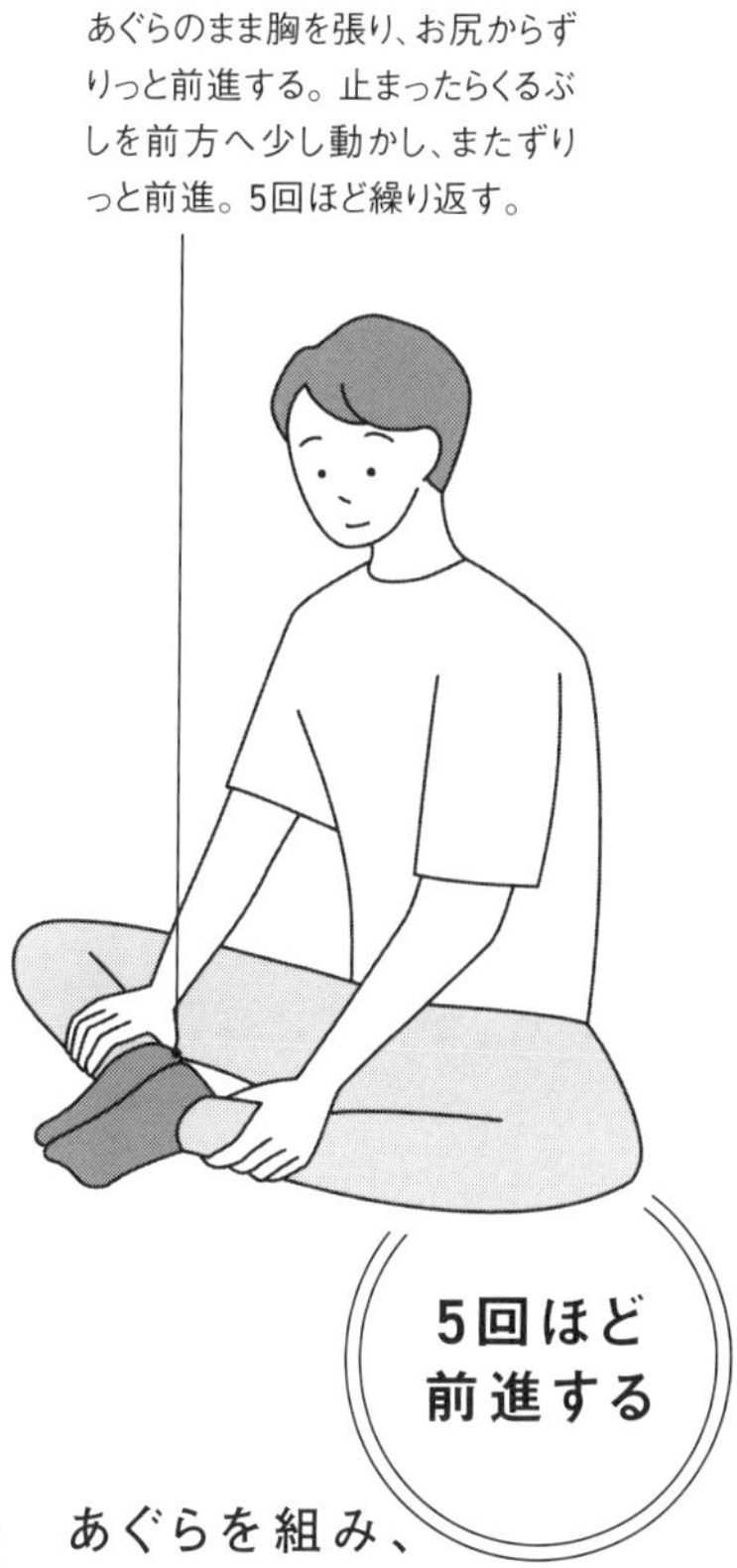
あぐらのまま胸を張り、お尻からずりっと前進する。止まったらくるぶしを前方へ少し動かし、またずりっと前進。5回ほど繰り返す。
5回ほど
前進する

1 あぐらを組み、
くるぶしをつかむ

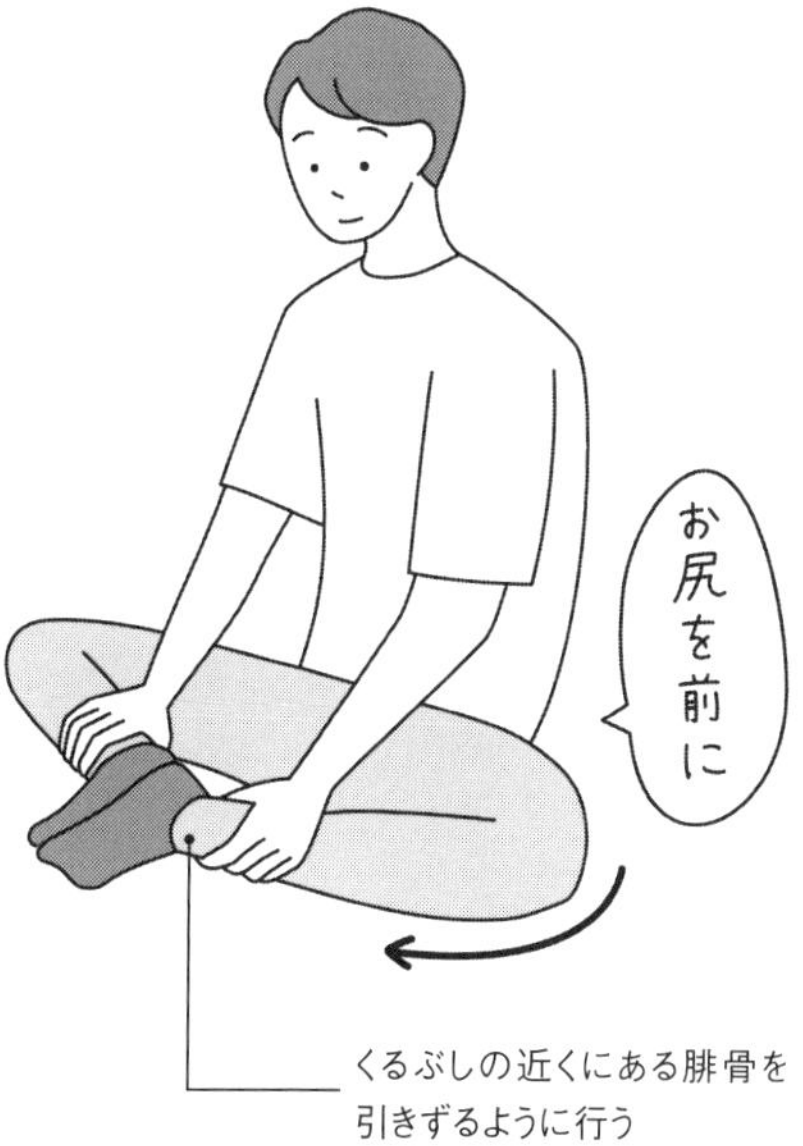
お尻を前に
くるぶしの近くにある腓骨を
引きずるように行う

2 ずりずりと
お尻から前進する

主な効能

○ひざの痛み、足のむくみなどが解消する
○X脚、O脚などが改善され、脚のラインが整う
○「ヒザふるふる」がしやすくなる　など

骨盤をゆるめてから、鍛える①「方形筋《ほうけいきん》ふるふる」

大殿筋や中殿筋など、お尻の表層の筋肉を鍛えるエクササイズをよく見かけます。

でも、注目すべきは、もっと奥の「大腿方形筋《だいたいほうけいきん》」。

「座りっぱなし」の人は動かすことが少ないため、非常に硬くなっています。

ここをほぐせば不良姿勢、ガニ股なども遠ざかり、常態を即上げできます。


「ガニ股なんて、見た目だけの問題でしょう?」

そう誤解している人が多いのですが、ご注意ください。

骨盤が後傾していくため、女性はもちろん男性にとっても大きなマイナス。

猫背や腰痛や肩こり、ストレートネック、頭痛などの発症リスクが高まりますから。


大腿方形筋を鍛えたくて開発した、この「**方形筋ふるふる**」は、骨盤が寝る原因となる背面の緊張をゆるめてくれます。

骨盤を立ちやすくもしてくれます。副次的な効果として身長を伸ばす作用も見込めます。ぜひ前後の身長計測をしてください。

そして「そんないい姿勢を安定させよう」というのが、次の「**恥骨筋《ちこつきん》ふるふる**」。

つまり「方形筋ふるふる」と次の「恥骨筋ふるふる」はセットなのです。

方形筋ふるふる

横向きに寝て、**股関節とヒザが直角**になるように曲げます。

足先は固定したまま。足首を床に付けたまま、息を大きく吐きながら、ヒザをゆっくりと開きます。そして、息を大きく吐きながら、ヒザをゆっくりと閉じます。

とはいえヒザから下の力は使いません。お尻の下、坐骨の出っ張りの少し外側を使って動かすイメージです。骨盤は常に「まっすぐ」を意識しましょう。

「お尻の奥のほうが動いている」と感じられればＯＫです。

方形筋ふるふる

骨盤を支えているのは、お尻の後ろにある「大腿方形筋」。
ここを動かして骨盤のつまりを取れば、体全体の歪み解消へつながる

1 横向きに寝て
両ヒザを直角に

2 片足をゆっくり上げる

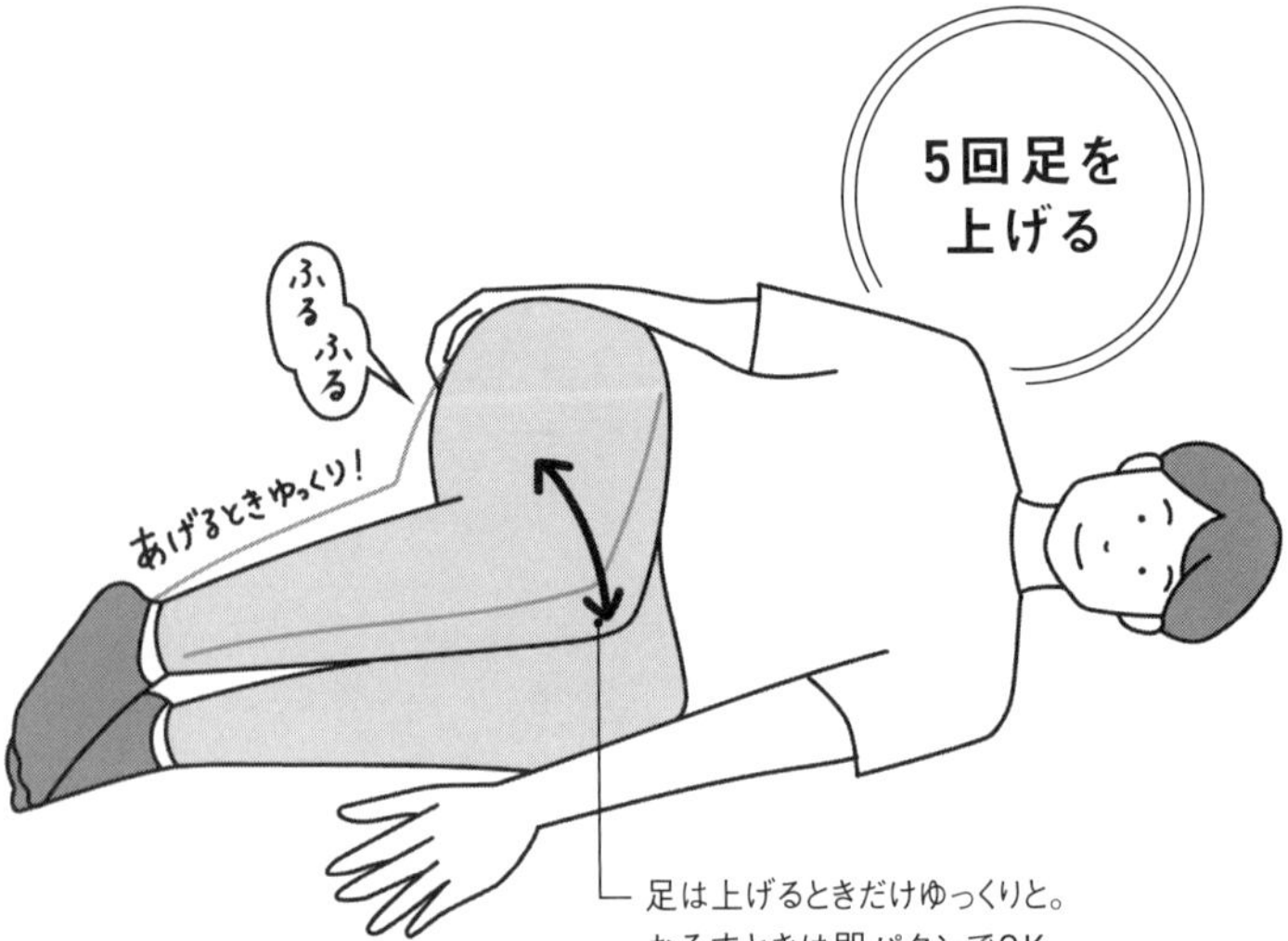

5回足を
上げる
ふるふる
あげるときゆっくり!

足は上げるときだけゆっくりと。
おろすときは即パタンでOK。
左右10往復ほど行う。

主な効能

○股関節、骨盤まわりのつまりを調整できる

恥骨筋ふるふる

恥骨筋は数少ない太ももを内旋させる筋肉。通常のエクササイズではアプローチしにくい場所なので、やった分だけ効果が現れる。

1 横向きに寝て片ヒザを直角に

2 まっすぐ伸ばした足を上下する

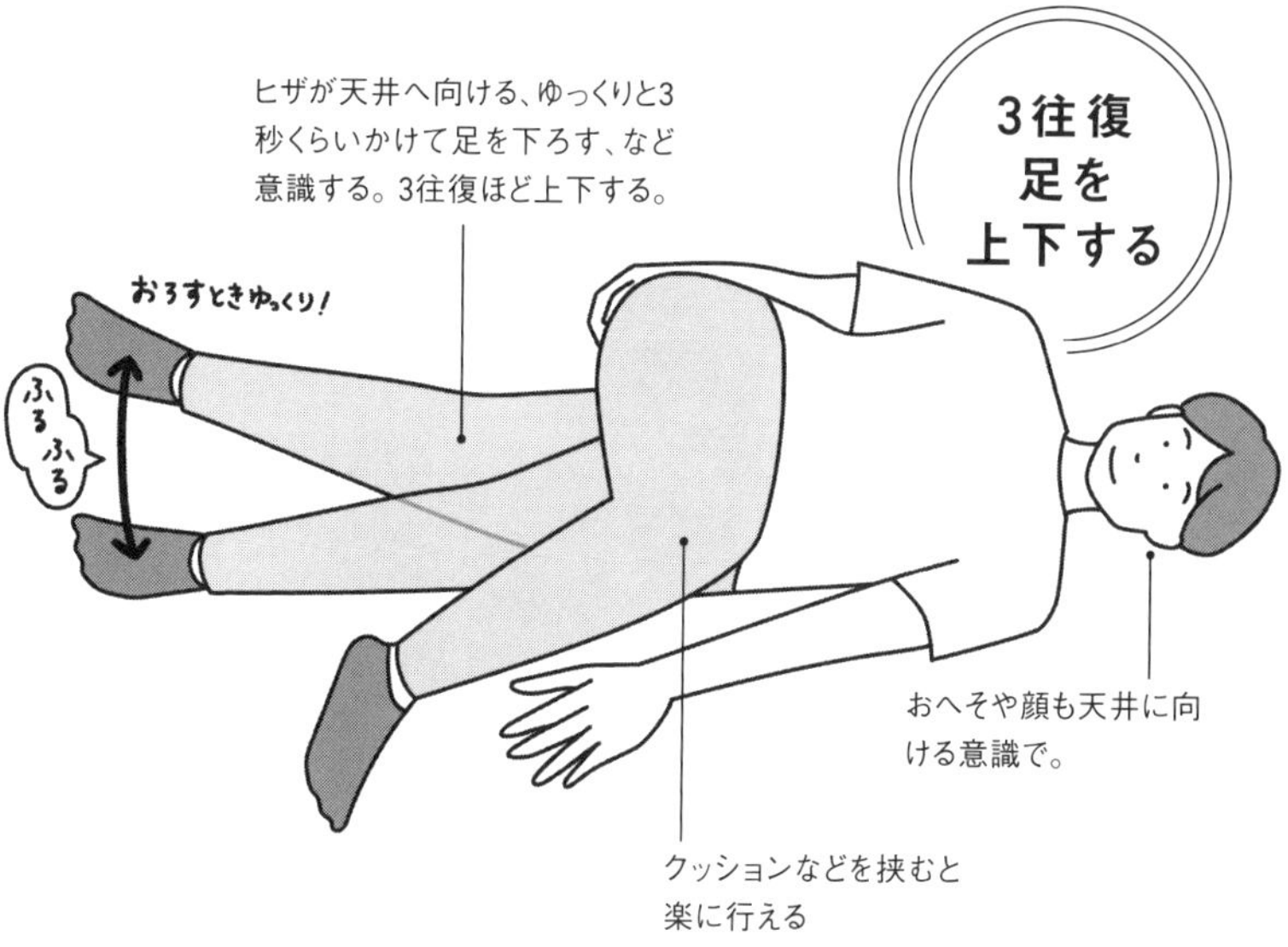

ヒザが天井へ向ける、ゆっくりと3秒くらいかけて足を下ろす、など意識する。3往復ほど上下する。
3往復足を上下する
おろすときゆっくり!
ふるふる
おへそや顔も天井に向ける意識で。
クッションなどを挟むと楽に行える

主な効能

○ガニ股やO脚などの歪みを解消できる
○股関節まわりが動かしやすくなる

上のヒザが下のヒザに付くと負荷が抜けてしまうので、ヒザが付かないギリギリの範囲内で動かします。

ヒザは、上げるときだけ強く意識をしてゆっくりと動かします。ただし、下げるときは「ストン！」でOK。5回開閉を繰り返したら、左右逆側も同じように行います。

さて、立ったときの骨盤まわりの感じはどうでしょうか。

骨盤をゆるめてから、鍛える②「恥骨筋ふるふる」

次は「恥骨筋ふるふる」で、「恥骨筋」を刺激します。

恥骨筋は股関節の内旋作用・太ももの内旋作用を持つ、数少ない筋肉のひとつ。股関節の外旋作用を持つ「方形筋ふるふる」と組み合わせることで、骨盤を整えられます。

左側を下に、横向きに寝ます。右の足裏を左の太ももの前につけます。右のヒザは天井方向に向けます。おへそも少し天井方向に向けるとやりやすいです。右足の位置がズレないように手で持って支えます。そしてそのまま脱力。

その姿勢で、左脚だけを上げ下げします。

上げるときは軽く。下げるときは、約3秒かけてゆっくりと（力の入れ具合は、前の「方形筋ふるふる」と真逆）。左のヒザも天井方向に少しねじって行うと効果的です。かなり苦しい動きです。3往復もできれば、ご立派！

左右逆側も同じように行ってください。

コツは、内ももを使わないことです。立ってみると骨盤まわりが安定して、立ち姿勢が変わったり、身長が伸びてはいませんか？

おわりに　「ママが最近優しいんだ」

あるお母さんが、小学校2年生と6年生の兄弟を連れて、私のセッションへ来てくださいました。お子さんは2人とも野球をやっています。私は体のケアと2人それぞれに合わせたトレーニングを伝えました。お母さんにもケアの方法をお話ししました。

それから数回、セッションを行った日のこと。

「家で、セルフケアとかやってる？」

子どもたちにたずねると、「やってます」という答えが返ってきました。

私は「わからないことはママに聞いてね」とお願いしました。

すると、2年生の弟くんが「あのね、ママが最近優しいんだよ」とニコニコして教えてくれました。6年生のお兄ちゃんも「うん、優しくなったよね」と少し恥ずかしそうに教えてくれました。

セッション後、お迎えにいらしたお母さんに、子どもたちの声を伝えました。

お母さんはちょっと驚いた表情で、「そうなんですか」と言いました。

そして涙を浮かべて、こう続けてくれたのです。その一部をご紹介します。

◆　◆　◆

——じつは私、先生に教えてもらったことを、子どもたちと一緒にやったり、やってあげたりしているんです。**私にもできることがあった**。ただ、それが嬉しくて。


今まではYouTubeの動画や、野球のチームの監督に言われたトレーニングやストレッチを、とにかくやらせていたんです。子どもたちの調子が悪かったり、「ここが痛い」などと言われても「とにかくやりなさい」って頭ごなしにやらせていたんです。

「ちゃんとやらないから痛いんだし、調子も悪くなるんじゃないの？」

そんなふうに子どもたちのせいにもしていました。もちろん、本人のためを思ってのつもりです。

ある日ちょっと時間ができたので、庄島さんに教えてもらったことを家でもやってみたんです。それは、教わった時に「私にもできることがある」と実感していたから。

また、子どもたちとも一緒に取り組んでみました。

すると、私の肩がツラかったり、体がずっと重かったりしていたのが楽になって、前より全然イライラしなくなったんです。正直、かなり驚きました。

でも、この子たちがそんなふうに感じてくれていたなんて、まったく知りませんでした。今日、庄島先生に教えてもらって、本当によかったです。

◆　◆　◆

これが、最近嬉しかった出来事のひとつ。

このように、私のところには「大切な誰かをサポートしたい人」が多く訪ねてきてくれます。「頑張ることに疲れた人」も珍しくありません。

つまり、「今、なんとか変わりたい」「もっと効果的な方法を知りたい」と願っている、積極的に頑張れる人ばかりがいらっしゃるわけではないのです。

このように、サポートする一人ひとりを、一歩でも半歩でも前に進めるためのアプローチを試行錯誤するなかで、私はあることに気づきました。効果が出やすい人と出にくい人の大きな違いについてです。

その違いはすごくシンプルで「効果が出やすい体の準備が整っているかどうか」だったのです。つまり「結果が出るor出ないの差」は、**努力の質や量、才能といった部分よりも「効果の出やすい体の準備が、まずできているかどうか」**でした。

私は、その体の土台作りに着目し、研究、試行錯誤しながら開発した手法に、BODY《ボディ》 PREPARATION《プリパレーション》（体の準備）という名前をつけました。

今までの方法で「うまくいかなかった」「通用しなかった」という経験がある人や、自分の体の可能性を諦めかけている人を救いたいと、真剣に願っています。

そして「前に進もうとしている人」をほんの少しでもサポートできるように、このメソッドを伝えていきたいと思っています。

そして「このメソッドを学びたい」「広めたい」という多くの声に応える形で、協会を立ち上げました。本書で紹介している「ふるふる」もこのメソッドのテクニックです。協会では一方的に指導したり伝えたりするだけではなく、頼ってくれる方、一人ひとりに寄り添い共に考え歩む、という信念のもと**「体の声の翻訳家」**という資格を認定しています。そして昨今、その資格を有する信頼できる仲間が、全国に次々と増え始めました。

主役はあなたであり、他の誰でもない**あなただけの体**です。

私は「豊かさ」とは選択肢が多いことだと思っています。

そして「幸せ」とは心に余裕があることだと捉えています。

また、**幸せ（心の余裕）の上に豊かさ（選択肢の多さ）がある**と考えています。

なので「幸せじゃない豊かさ」なんて、そもそも成立しないのです。

そんな幸せと豊かさの両方を充実させるために、私は今後も伝え続けていきます。

あなたの体が今より少し楽になって、自分の体を今よりも大切に愛おしく感じられたら、誰かにちょっとだけ優しくなれるはず。そんな素敵な輪があちこちに広がれば、**社会は今よりもちょっとだけ、でも確実にあったかくなっていく**と信じています。

1日の始まりに、朝日を浴びながら「さぁ、今日はどんな1日が待っているかな」。

大切な人から相談されたら「それ〝ふるふる〟で解決するかも！」。

1日の終わりに「今日は〝ふるふる〟やった？」。

そんなあなたの声が聞こえる日常を、私は願っています。

最後までお読みくださったあなたに、心より感謝を込めて。

本当のあなたは、もっとすごい。

庄島義博

全国の主なボディプリパレーション提携者

氏名	肩書き・店舗名	所在地
綿貫美也子	ボディメイクサロン　美クリエーションズ 代表	神奈川県藤沢市
嶋田夕子	代々木・参宮橋エイジレスボディ	東京都渋谷区
西田井恭子	クローバークラブ代表 トータルボディケアトレーナー	山口県下関市
團拓也	STEP up style	大阪府大阪市北区
金子至誠	Shisei Wellness salon 大阪本町	大阪府大阪市中央区
森島達	骨盤ダイエット、コアトレーニング専門スタジオ ボディープラネット代表	栃木県宇都宮市
坂口典子	フィットネスインストラクター	東京都練馬区
鈴木多美子	ベストボディジャパン2021日本大会 プラチナクラス準グランプリ	東京都町田市
高橋毅	ひざの痛み専門 ひざ痛教室池上主宰	東京都大田区
谷知子	医療法人社団五葉会 永井産婦人科病院　副院長／助産師	東京都立川市
村松佑一	スイマーのためのパーソナルジム Sports Lab代表	東京都中央区
伊藤俊介	アトランタオリンピック競泳日本代表/ NPO法人Smile Sports Support	東京都昭島市
伊藤令子	ReikoStyle	東京都昭島市
志賀智子	ピラティスインストラクター	東京都板橋区
豊田まどか	身体の土台を整え鍛える加圧インストラクター	東京都江戸川区
坂野慶子	セラピストマルシェ「アウロラン」	東京都新宿区
久松宏輝	株式会社Amazing 執行役 パフォーマンスアップトレーナー	東京都江東区
後舎良芳	パーソナルトレーナー	大阪府泉南市
玉置裕一	たまき整体院代表	大阪府大阪市城東区
藤谷史英	出張水泳スクールTiburon代表	大阪府大阪市淀川区
山本豊	ぱんだ鍼灸整骨院　院長	大阪府柏原市

氏名	肩書き・店舗名	所在地
長尾未幸	フィットネスインストラクター	北海道札幌市
齊藤明裕	パーソナルトレーナー	秋田県南秋田郡
齊藤喜他	秋田エンゼルアーチェリー教室	秋田県南秋田郡
森山広之	もりやま歯科医院	秋田県男鹿市
伊藤利春	みつば治療院院長・スポーツトレーナー	山形県米沢市
根本奈津子	パーソナルヘルストレーナー	長野県長野市
上野明彦	身体と心のトータルケアBRs&T.代表	栃木県日光市
平井太郎	しこうトレーナー	神奈川県大和市
岡田竜一	アスリートファーム代表	神奈川県横浜市
斉藤ひろみ	インパクトVoiceアカデミー主宰	神奈川県藤沢市
松田真幸	学習環境アドバイザー・中学校教師	静岡県島田市
新谷一総	ジム&スイムトレーナー	愛知県名古屋市
安江仁美	ベストボディジャパン 2023 岐阜大会・津大会　グランプリ1位	愛知県名古屋市
山本健太	出張パーソナル　bodymake-ken 代表	愛知県名古屋市
松本英樹	Life plus	岐阜県各務原市
吉田弥生	パーソナルトレーナー	岐阜県岐阜市
佐藤丈史	スイミング&フィットネスクラブ ビバスポーツアカデミー枚方	京都府向日市
和田佳那	WADA BODY WORKS 代表	徳島県徳島市
澄川絵里奈	美習慣トレーナー	山口県山口市
竹内里恵	ヘルスケアトレーナー	山口県下松市
高井進	パーソナルトレーニングジムensBody (エンズボディー)やさしいダイエットコーチ	島根県浜田市
松岡羊輔	Body tuning space Infinity代表	熊本県熊本市
福澤彩乃	W-workout KUMAMOTO 代表	熊本県熊本市
伊東徹治	しんせいスイムクラブ代表	大分県別府市
新地義昭	整体芯知	大分県大分市

庄島義博　しょうじまよしひろ

BODY PREPARATION 開発者
体の声の翻訳家／コンディショニングトレーナー／柔道整復師
1978年、福岡県生まれ。五感を使った身体調整メソッド『BODY PREPARATION（ボディプリパレーション）』を開発・提唱し、アスリートのパフォーマンスをアップ、不調のある方々を改善へと導く。著名な歌手やトップアスリートからの信頼も厚く、サポートした人数はのべ3万人を超える。同メソッドは小学校、高等学校でカリキュラム化され、児童・学生の心身教育にも力を注ぐ。全国各地で後進育成のためのスクールや講演会も開催。海外からの指導要請も多い。また、「人生を健康で豊かにするための選択肢を増やす」をモットーに、健康関連商品の開発・監修やテレビショッピング出演等、多彩な活動を行う。

朝起きてすぐに動きたくなる体

2024年6月20日　初版印刷
2024年6月30日　初版発行

著者　庄島義博
発行人　黒川精一
発行所　株式会社サンマーク出版
〒169-0074　東京都新宿区北新宿2-21-1
電話　03-5348-7800（代表）

印刷　三松堂株式会社
製本　株式会社若林製本工場

ISBN978-4-7631-4136-1　C0036
https://www.sunmark.co.jp